MI CUADERNO RUNNING

MANTENTE EN FORMA Y DISFRUTA CORRIENDO

FLORENCE HEIMBURGER

ILUSTRACIONES: ISABELLE MAROGER Y SOPHIE RUFFIEUX

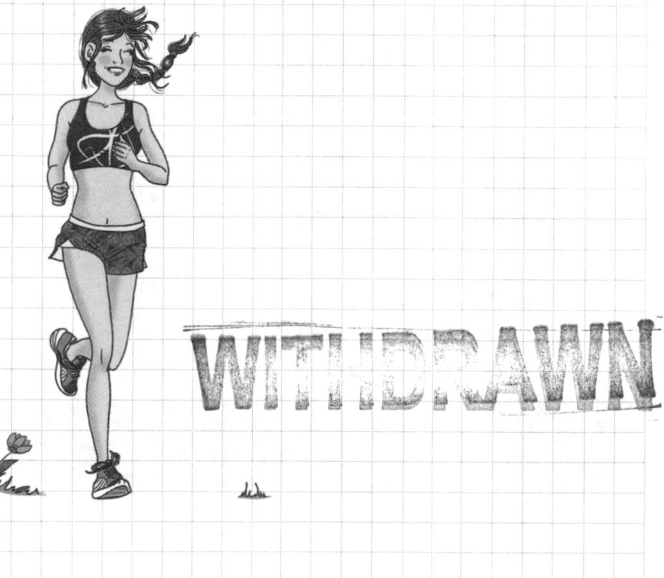

terapiasverdes

ÍNDICE

Introducción

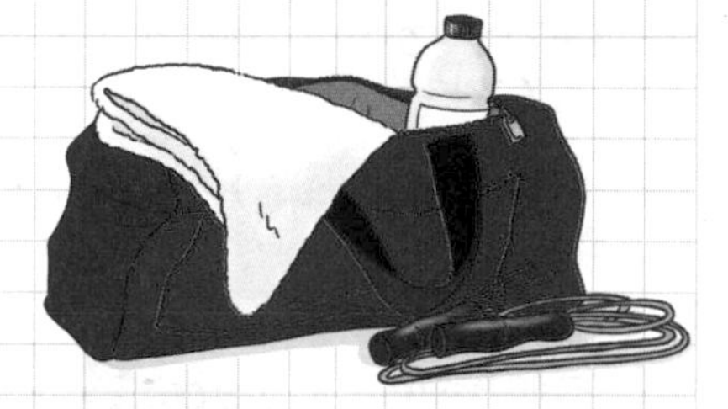

¿No te has puesto unas zapatillas desde el instituto y te agota hasta el menor esfuerzo? ¿Encuentras tus nalgas un poco blandas y tienes un poco de vientre? Sin embargo, ¿sueñas con hacer deporte y recuperar la forma y la línea? ¡Vamos, haz como tantos millones de europeos y entrégate a los placeres del running!

Este deporte, que se ha puesto muy de moda, presenta muchas ventajas: ¡es simple de practicar, es compatible con un empleo del tiempo recargado y la vida ciudadana, es poco costoso y permite adelgazar con rapidez! El running mejora también la salud: conserva la condición física, reduce el riesgo de desarrollar algunas enfermedades e impulsa el ánimo…

Este cuaderno, lleno de trucos, ejercicios y testimonios de profesionales, está destinado tanto a la corredora curtida como a la debutante. Te proporcionará todas las respuestas a las preguntas que te planteas: ¿qué beneficios produce la carrera a pie? ¿Cómo conservar la motivación a toda prueba? ¿De qué manera se desarrollan el calentamiento, el entrenamiento y la preparación para una carrera?

¡Descubrirás también, el equipamiento indispensable y la alimentación que debes adoptar si deseas adelgazar sin perder tu vitalidad! Aprenderás cómo curar las heridas, ganar en agilidad, progresar a cualquier nivel que te encuentres y también, ¡prepararte para un 5 km, un maratón o un trail (carrera en montaña) al mismo tiempo que te modelas una silueta de ensueño!

Gracias a los entrenamientos, te dejarás seducir por el placer y comprenderás mejor por qué las calles y los parques están llenos de corredores, por qué las carreras de todo tipo se multiplican y atraen multitudes. Finalmente, los términos «fraccionado», «zapatillas minimalistas» y «trail» dejarán de tener secretos para ti… ¿Lista para moverte? ¡Vamos allá!

Test: ¿Qué tipo de corredora eres?

A fuerza de cruzarte con corredores curtidos y amigos que sucumben al running, deseas pisar el asfalto o correr en plena naturaleza. ¿Qué te motiva exactamente? ¿Reforzar tu forma o tu salud? ¿Perder peso y modelar tu silueta? ¿O bien ganar una carrera? Haz este test para saber qué corredora se esconde en ti.

La última vez que hiciste deporte, fue hace...

■ Uno o dos días.
● Una semana.
▲ Varios meses.
◆ Más de un año.

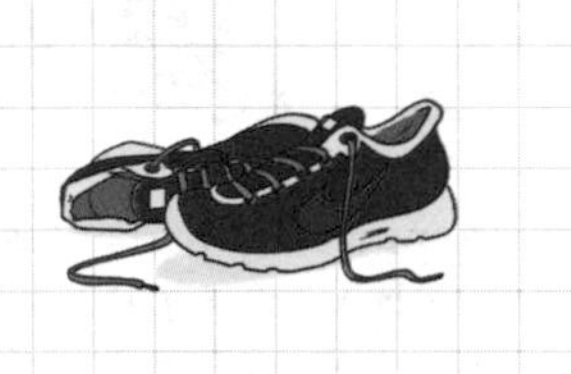

Quieres correr...

◆ Para perder peso o mantenerte delgada y tónica, ni más ni menos.
▲ Para hacer como todas tus amigas que han comenzado o para compartir una actividad con otros.
■ Porque te encanta.
● Porque te gusta hacer deporte.

Cuentas con dedicar al running...

▲ 2 a 3 horas por mes.
● 1 a 2 horas por semana.
■ 3 a 5 horas por semana como mínimo.
◆ No lo sabes demasiado, ¡simplemente quieres moverte un poco más!

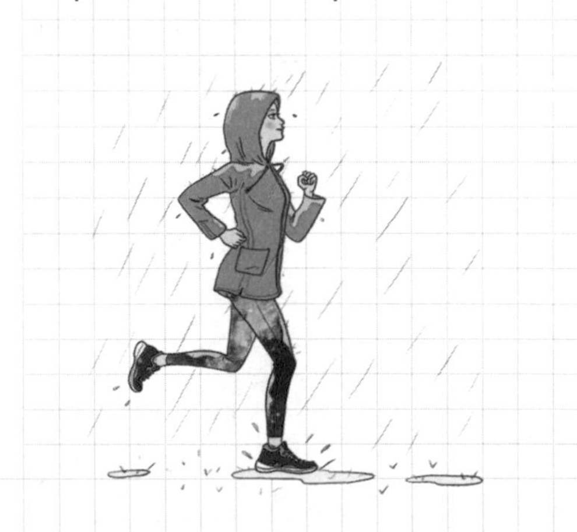

Has previsto ir a correr pero comienza a llover. ¿Qué haces?

■ Vas de todas maneras.
▲ Lo dejas para otro día y te vas a tomar el aperitivo con unos amigos.
● ¡No pasa nada, vas a la piscina!
◆ Te quedas en casa tranquilamente a leer, mirar la tele o escuchar música.

Para ti, un fin de semana exitoso es...

▲ Ver amigos y/o ir de compras entre amigas.
◆ Pasar el día con tu queridito bajo una manta o en el sillón.
■ Ir a correr en medio de la naturaleza.
● Hacer un poco de deporte o tomar el aire.

¿Cuáles son tus principales motivaciones para ir a correr?

▲ Usar tus últimas zapatillas de running o charlar con tus amigas.
◆ Saber que el running es uno de los deportes que quema más calorías.
● El placer de tomar aire fresco o practicar un deporte, cualquiera que sea.
■ El bienestar mental y físico que se desprende de la carrera a pie.

¿Qué cualidad te define mejor entre las siguientes?

◆ Despreocupada.
● Dinámica.
■ Voluntariosa, luchadora.
▲ Un poco víctima de la moda, de todas formas.

Piensas que eres capaz de correr sin sufrir demasiado y a un ritmo sostenido...

▲ Entre 5 y 10 km.
◆ Menos de 5 km.
● Entre 10 y 20 km.
■ Más de 20 km.

Haz las cuentas

◆	▲	●	■

Si tienes una mayoría de (rombos): ¡eres una corredora más bien vaga!

Aparte de la danza o la gimnasia, no tienes ningún pasado deportivo. Para ti, el deporte se resume a algunas brazadas en la piscina o a 4-5 km de bicicleta en verano en una pista (¡lisa, si es posible!). Para ti, correr un 5 km el domingo sería una proeza. Sin embargo, quieres intentarlo para perder peso, tonificar tu cuerpo y sentirte mejor. Este cuaderno ¡te permitirá comenzar bien, mejorar tu técnica y lanzarte nuevos desafíos para convertirte en una corredora experta!

Si tienes una mayoría de (triángulos): ¡eres una corredora a la moda y sociable!

¡Consideras la carrera a pie como una manera de mantenerte en forma, de sentirte bien y de tener menos celulitis! En cuanto a la vestimenta, ¡estás a la última!: llevas unas zapatillas último modelo, o los adminículos del perfecto corredor. En fin, el aspecto perfecto. Durante tus carreras, encuentras a toda la élite de la ciudad, tus amigas, con quienes no dejas de charlar todo el tiempo. Este cuaderno te enseñará a utilizar tu motivación para progresar y superarte, sin hacerte daño, evidentemente.

Si tienes una mayoría de (círculos): ¡eres una corredora motivada!

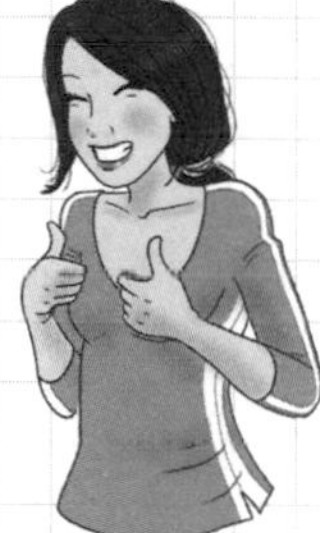

Aunque seas debutante, te apasiona. Dos sesiones de más de 1 hora por semana no te asustan y siempre has sido deportista, en la práctica o en el alma. Siguiendo los consejos y la progresión de este cuaderno, aprenderás a correr mejor, más rápido y más tiempo, y adoptar desde las primeras carreras una mentalidad de ganadora. ¡A correr!

Si tienes una mayoría de (cuadrados): ¡eres una corredora confirmada!

Ya practicas el running. La carrera a pie te hace bien física y mentalmente, no puedes dejarla. Sin duda, ya has participado en una carrera. Desde entonces eres una adepta. Este cuaderno, destinado a las corredoras debutantes o confirmadas, expone ejercicios específicos (desde el calentamiento hasta el estiramiento) para acompañar tu práctica, trucos para proseguirla y otros secretos de profesionales para darte ganas de superarte.

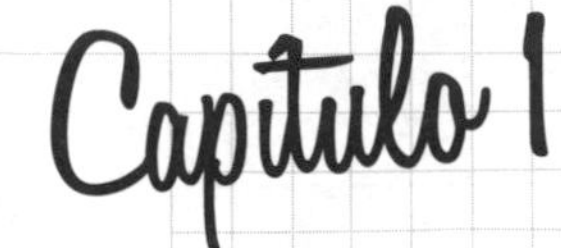

¡Me motivo!

¿Has tomado buenas resoluciones y quieres volver a la carrera a pie? ¡Buena idea! Fácil de practicar, ideal para recuperar la forma y para quemar grasas, el running es el deporte por excelencia. Ya vivas en la ciudad o en el campo, en cualquier momento de la jornada o casi, puedes ponerte las zapatillas e ir a correr... Ahora se trata de entrenarte correctamente para progresar sin lastimarte y, después de unos comienzos o un retorno un poco difíciles, encontrar el placer de correr.

Pero cuidado, igual que el squash o el karate, el running es un deporte aparte que... ¡se aprende! No es cuestión de hacerlo a lo loco, para no **desmotivarte,** ni estancarte en la parte «rendimiento» o, incluso peor, hacerte daño.

Para seguir entusiasmada hasta el final, debes descubrir todas las ventajas de la carrera a pie y... ¡son numerosas! Luego, debes aprender algunas reglas de base para comenzar bien o para recobrar la carrera, calentarte y estirarte y mantener tu objetivo (correr más de 20 minutos sin detenerte, por ejemplo) o aspirar a una carrera (¡sí, sí, unos 10 km por ejemplo!). En definitiva, ¡he aquí lo esencial para convertirte en una verdadera corredora y mover el esqueleto!

¿Por qué es bueno correr?

Cuando se corre regularmente, es bueno para el físico y para la mente. ¡La prueba del tres!

¡Es bueno para la salud, la forma, el ánimo y además rejuvenece!

Correr disminuye el riesgo de artrosis y de diabetes de tipo 2, atenúa el riesgo de cáncer (especialmente de mama), estimula el sistema inmunitario, retrasa la aparición de la osteoporosis, favorece el sueño reparador, una buena salud cardiaca y anima (endorfinas antidepresión). También aumenta la capacidad sexual… ¡La práctica regular de la carrera a pie haría incluso ganar hasta catorce años de esperanza de vida! A condición, por supuesto, de mantener una alimentación equilibrada, no abusar del alcohol y evitar fumar.

¡Es bueno para la línea y la belleza!

El running contribuye a afinar la silueta, a condición de practicarlo regularmente y comer sano. Para obtener resultados, hay que correr entre 30 y 45 minutos, dos veces por semana, a un ritmo continuado. Entonces, las piernas se afinan, los abdominales se perfilan y las nalgas resaltan. Si quieres eliminar tus gorduras desdichadas se aconseja no solamente correr mucho y a menudo, sino también realizar lo que se llama «fraccionados» (alternar carreras rápidas y carreras lentas) y practicar el refuerzo muscular (ver pág. 27 y pág. 35).

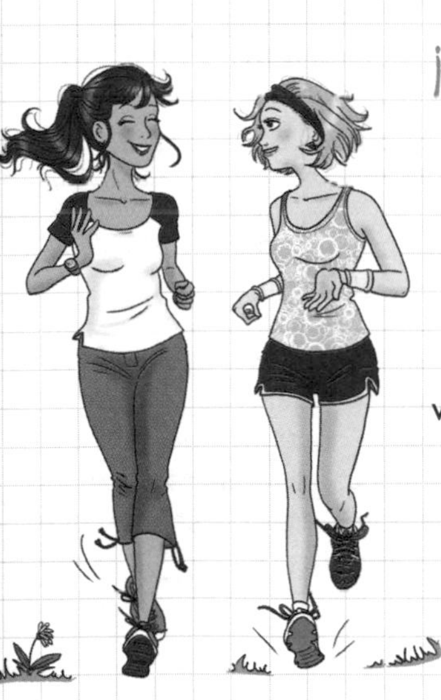

¡Es uno de los pocos deportes en los que se puede conversar al mismo tiempo!

¡Esto convencerá a las charlatanas que somos! Aprovecha, cada vez que vayas a correr, para invitar a una amiga. Los 10 minutos de calentamiento te permiten charlar, así como los 10 minutos de recuperación, sin olvidar las gamas de ejercicios educativos y de refuerzo muscular. Es tan agradable que no verás pasar el tiempo. ¡Y a por otra vuelta!

Hago de la carrera un estilo de vida
Más allá de los beneficios increíbles sobre el físico y el bienestar general, la carrera también es una excelente válvula de descompresión para nuestras agitadas vidas. Permite progresar en muchos terrenos de la vida porque mejora el ánimo y estimula la imaginación. Ya verás que durante un jogging tendrás muchas buenas ideas que te permitirán avanzar en tus proyectos profesionales y encontrar solución a los problemas…

Comienzo con buen pie

Una advertencia antes de comenzar la carrera: si tienes una enfermedad o una herida que se está curando, si estás embarazada o tienes algún problema de salud, consulta a tu médico antes de lanzarte. Y si tienes 40 años o más, realiza un chequeo cardiaco con un especialista o médico deportivo: esa evaluación comprende un electrocardiograma en reposo y un test de esfuerzo. Este chequeo permite evitar cualquier peligro y correr con el espíritu en calma.

Antes de los 40 años, no se recomienda una evaluación cardiaca, salvo en caso de problemas de corazón, óseos, articulares o diabetes o hipertensión... Habla con tu médico.

La opinión de los profesionales

«Antes de (re)comenzar la carrera a pie, sobre todo una carrera larga (maratón o trail largo) pide cita con un médico deportivo para una consulta médica de aptitud. Además, harás un examen de sangre, un electrocardiograma y una ecografía.», *Marc Raquil, medalla de plata de los 400 metros en los Mundiales de Atletismo de 2003 y preparador físico.*

«Hay que aprender a escuchar tu propio cuerpo y reaccionar al menor signo de debilidad: si sientes algún dolor, consulta rápidamente con un especialista para frenar cualquier daño rápidamente». *Leslie Djhone, atleta, especialista de los 400 metros.*

Me organizo para conciliar el running y todo el resto

No es fácil conciliar la vida profesional, la vida de familia y la vida de pareja... ¡sin hablar de las diversiones y los amigos! Sin embargo, como dice el dicho «¡Cuando se quiere, se puede!» (a recordar cada vez que sientas flojera). Finalmente, apreciarás levantarte antes de que suene el despertador para ir a correr de madrugada (lo más difícil es salir de la cama) y aprovechar las calles desiertas y el canto de los pájaros. Elige la hora en la que te sientes mejor y el lugar que más te guste (en tu barrio, un estadio, un parque, un bosque...). Apúntalo en tu agenda como una cita semanal que no puedes fallar.

¿Cuál es el mejor momento del día para correr?

La mejor hora se sitúa entre las 16.30 y las 19 h. ¿Por qué? Correr por la mañana permite, efectivamente, despertar el cuerpo y comenzar la jornada en plena forma, pero es necesario ir con cuidado para no lastimarse. Evitarás entonces las salidas largas de madrugada (sobre todo si estás en ayunas) y a esas horas fraccionarás la carrera. También más vale correr lejos de las comidas (al menos 3 horas después), o sea a las 10 u 11 de la mañana, mucho tiempo después del desayuno. Entre el medio día y las dos, te puede faltar carburante si no prevés una pequeña colación digestiva una media hora antes.

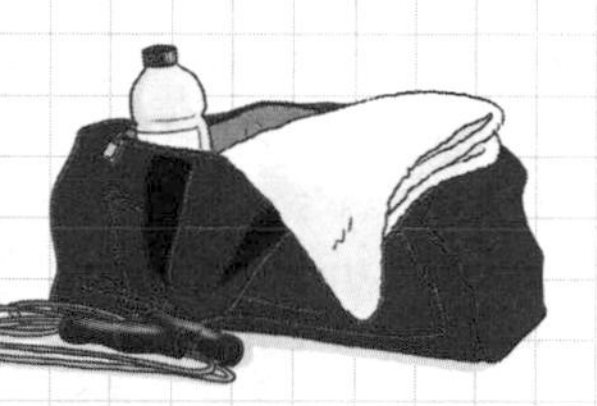

Y, por la tarde, estarás en plena digestión. El final de la tarde, cuando el cuerpo está recalentado y lejos de las comidas, es ideal para ir a correr y olvidarse del trabajo. De todas maneras, ¡más vale ir a correr en cualquier momento del día que renunciar a tu sesión de deporte!

¿Corro sola o acompañada? ¿Con un coach o en un club?

Entre nuestras obligaciones o en caso de *perezitis* aguda, es grande la tentación de anular la sesión. ¡Encuentra a alguien que quiera acompañarte! En pareja, el entrenamiento es más fácil y más rápido: las charlas y las bromas hacen olvidar el esfuerzo físico. Otra opción: nunca estás sola cuando estás con un coach entrenador calificado que te aconseja perfectamente sobre tu nivel y te evita las lesiones, las agujetas y… la desmotivación. Otra posibilidad, para las corredoras más experimentadas: el coach virtual, una herramienta tecnológica que da consejos y permite medir y seguir sus rendimientos.

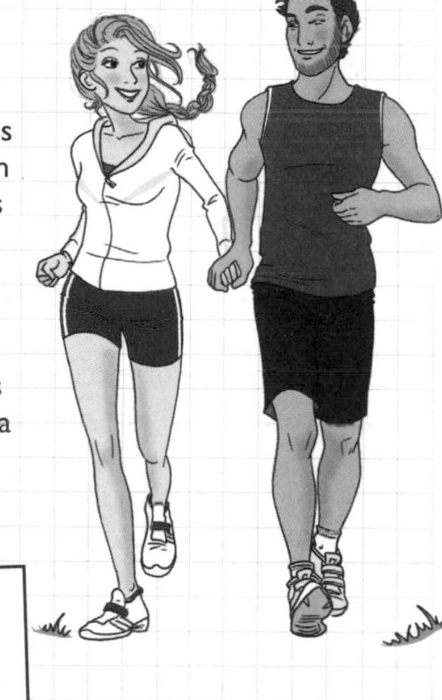

- **Para inscribirte en un club de atletismo y encontrar algún coach, visita las páginas de Internet de este tipo:**
  http://www.mejoraresposible.com/convenios-del-club
  http://comunidad.levante-emv.com/entrevista-chat/7619/deportistas/chat-con-la-atleta-raquel-landin/entrevista.html
- **Para inscribirte en una salida de running en grupo:**
  http://trailrunning.es/barcelona/
- **Consejos sobre el running en general:**
  http://cadenaser.com/ser/2016/12/07/ser_y_estar_bien/1481108718_045338.html
  http://www.webconsultas.com/ejercicio-y-deporte/vida-activa/running/consejos-del-experto-2287
  http://www.correresdevalientes.elmundo.es/

¡Habla en plan running!

Cuando comiences a relacionarte con los grandes corredores descubrirás una jerga que los deportistas utilizan (a menudo para impresionar). He aquí algunas palabras básicas para no pasar por una marginal…

Zapatillas minimalistas (o barefoot): muy ligeras, muy flexibles, sin amortiguado, estas zapatillas muy a la moda reproducen sensaciones comparables a correr descalzo. Con ellas, debes correr con la parte delantera del pie y permitirían corregir los errores de postura y de apoyo ocasionados por las zapatillas de carrera clásicas (con amortiguado). Debes utilizarlas con precaución porque pueden perjudicar los huesos largos del pie, los tendones de Aquiles y las pantorrillas.

Fartlek: en sueco, esa palabra significa «juegos de carrera». Se trata de unas sesiones de entrenamiento efectuadas al aire libre durante las que se varían la rapidez y la duración de los esfuerzos utilizando obstáculos que se encuentran en el terreno (una cota, una curva, unos montículos…).

Fraccionado: método de entrenamiento que tiene como objetivo ganar rapidez y que consiste en alternar las fases de paso rápido con otras más lentas para recuperar. Un gran clásico del método fraccionado consiste en hacer series de 30 segundos/30 segundos.

Frecuencia cardiaca máxima (FMC): es el número máximo de pulsaciones que tu corazón puede hacer en un minuto. Esta frecuencia disminuye progresivamente con la edad. Ese parámetro, con el de la VAM, permite determinar las velocidades deseables para el entrenamiento (ver páginas 72/75).

Gel energético: contenido en un tubo o en un sobre listo para usar, está compuesto de glucosa, cafeína y otros ingredientes que dan energía con rapidez. Es indispensable en caso de fatiga repentina.

Maratón: ese recorrido tiene exactamente 42,195 km.

Media maratón: esta carrera tiene 21 km.

Trail o carrera en montaña: Es un fenómeno a la moda; se trata de una carrera por senderos y caminos accidentados (barro, piedras…), tiene por lo general desniveles en subida o en bajada. La distancia es variable, el verdadero trail tiene de 40 a 80 km; más allá es un extra trail que puede alcanzar los 100 km, como el Grand Raid de la Isla de la Reunión llamado también la «Diagonal de los Locos». Los trails «blancos» se desarrollan en invierno en la nieve y los trails «verdes» en verano…

VAM: velocidad aeróbica máxima, VAM es la velocidad techo de carrera en pista en la que el corredor utiliza el máximo de oxígeno (VO^2 máxima). Si te inscribes en un club de atletismo, te propondrán medirlo con un test. Si no, puedes realizarlo en un cardiólogo. Es un buen método para conocer tu nivel, tus capacidades máximas y deducir tu velocidad posible en 2.000 m, 3.000 m, 5 km o más… Ese test también sirve para determinar tu frecuencia cardiaca máxima (FCM).

Compruebo mi motivación

Me fijo un objetivo

Los comienzos de la carrera a pie no siempre son fáciles, sobre todo si hace lustros que no has hecho ningún deporte. Para no desalentarte, recuerda regularmente tus objetivos del comienzo: «Quiero tener una silueta como Rihanna, o la eterna juventud de Jane Fonda, o el cronómetro de Christine Arron…». El hecho de mantener tu objetivo en la línea de mira te ayudará.

Los extras que motivan

¡Además de fortalecer tus nalgas, el running fabrica bonitas piernas! Evidentemente, me dirás, porque la carrera solicita los miembros inferiores. Sí, pero a fuerza de propulsar el conjunto de tu cuerpo tus piernas se estiran, se fortalecen… Y si deseas **afinarlas** aún más, alterna las sesiones de running con… saltos en la piscina… ¡y tendrás unas piernas de ensueño! Luego, te tocará a ti ¡aprovecharlas y mostrarlas!

Anota todas las razones que te llevan a correr y las que te retienen…

Lo que me motiva: ☺

……………………………………………………………………………………………………

……………………………………………………………………………………………………

Lo que me frena: ⛔

……………………………………………………………………………………………………

……………………………………………………………………………………………………

Escribe las ventajas e inconvenientes de la carrera a pie…

Por ejemplo, ventajas: gano tiempo y dinero, gasto muchas calorías…
Inconvenientes: deporte en el exterior que depende de las condiciones meteorológicas, actividad que puede ser traumatizante para las articulaciones…

Ventajas:

……………………………………………………………………………………………………

……………………………………………………………………………………………………

Inconvenientes:

……………………………………………………………………………………………………

……………………………………………………………………………………………………

Capítulo 2

Me equipo

Antes de lanzarte, equípate con el bonito conjunto de la corredora: una camiseta de mangas cortas o largas en un tejido técnico que respire; unas mallas stretch o un short, que regule la temperatura y dotado de un bolsillo con cremallera; un sujetador deportivo que mantenga el pecho perfectamente; calcetines respirantes y reforzados en algunos puntos; un chubasquero bien ajustado, ventilado, ligero y suave, con bolsillos con cremallera y elementos reflectantes… y zapatillas especiales para running.

Por supuesto opta por cortes y colores que te favorezcan. En una vestimenta femenina (sí, es posible), cómoda y adaptada, te sentirás más motivada para recorrer parques públicos y senderos de sotobosque. Incluso, tu sesión de footing podría transformarse en sesión de… ¡ligue!

Mi par de zapatillas de running

Amortiguado, seguridad, comodidad… ¡No escatimes sobre la calidad!

Un buen par de running se elige según varios criterios: la forma de tu pie (para conocerlo realiza el test que sigue), la amortiguación, la seguridad, la estabilidad y finalmente, la comodidad. ¡Aquí tienes el panorama!

¿Cómo elegir las buenas zapatillas?

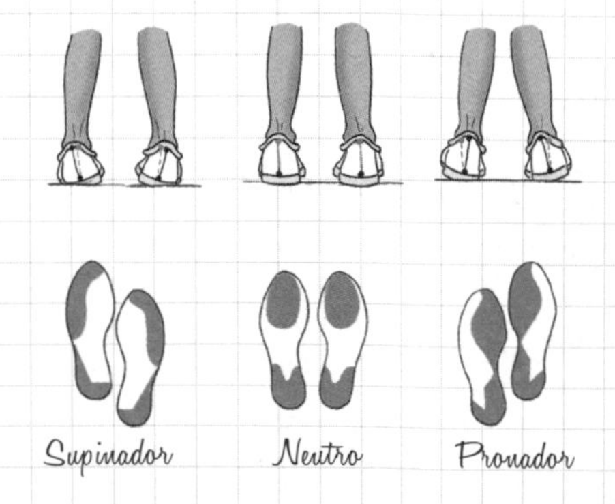

Para comprar las zapatillas apropiadas, es importante conocer el tipo de pie que tienes. ¿Es pronador, supinador o neutro? Para saberlo, mira dónde se sitúan los puntos gastados de tus zapatos habituales. Si se encuentran en el interior, tu pie es pronador (como la mayoría de las mujeres); si están gastados en el exterior tu pie es supinador (una característica más bien masculina); si están repartidos en el conjunto de la

suela, tu pie es neutro. En función de cada tipo de pie existen modelos diferentes, pide consejo a un vendedor especializado en las tiendas de deportes.
En caso de un pie demasiado hueco o liso, visita a tu médico de cabecera, que te orientará hacia un podólogo deportivo. Puedes necesitar plantillas adaptadas (para permitirte correr con tranquilidad).

¿Cuál es la buena talla?
Por supuesto, esto depende del modelo, pero en general se utiliza una talla más que la talla de tus zapatos de ciudad. No debes sentirte apretada en tu zapato porque, al correr, tus pies se hinchan. Debe quedar alrededor de 1 cm (el ancho de un pulgar) entre el dedo del pie más largo y la punta de la zapatilla. Debes sentirte cómoda y estabilizada, y no sentir ninguna molestia (incluso a nivel de las costuras).

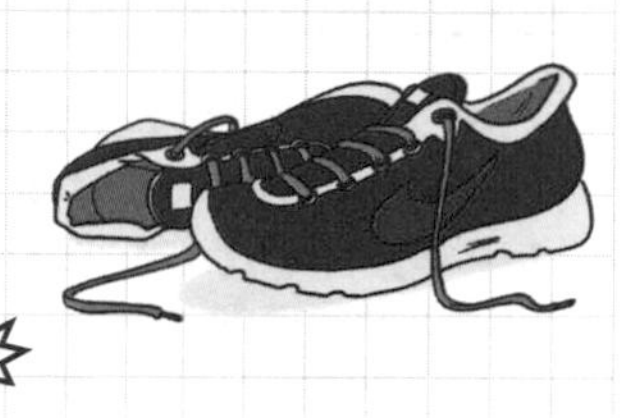

Las mejores marcas

Como habrás comprendido, para evitar los problemas, se apuesta por zapatillas destinadas específicamente a la carrera a pie. Algunas marcas están especializadas. Es el caso de Asics, de Mizuno, de Salomon (especialmente para la carrera en montaña), de New Balance, de Brooks, de Raidligth, la Sportiva (para montaña), Nike o también Kalenji… Hay que calcular entre 100 y 150 euros para adquirir un modelo de calidad.
En cualquier caso, evita las bambas clásicas, las de tela tipo Converse. Necesitas zapatillas de running, si quieres correr con placer y no hacerte daño.

La elección de tus zapatillas también depende del terreno

¡A cada terreno, sus zapatillas! Para el asfalto, las zapatillas tienen que ser amortiguadas, ligeras, transpirables y que favorezcan la estabilidad. En terrenos accidentados (senderos de piedrecillas…) para una carrera por la montaña, por ejemplo, opta por zapatillas que reúnan agilidad, adherencia (con suelas dentadas), protección, estabilidad y que resistan al uso.
Buena noticia: ahora existen zapatillas todo terreno, a la vez ligeras y reactivas, concebidas para la calle y los senderos. Es ideal para las que gustan cambiar de terreno.

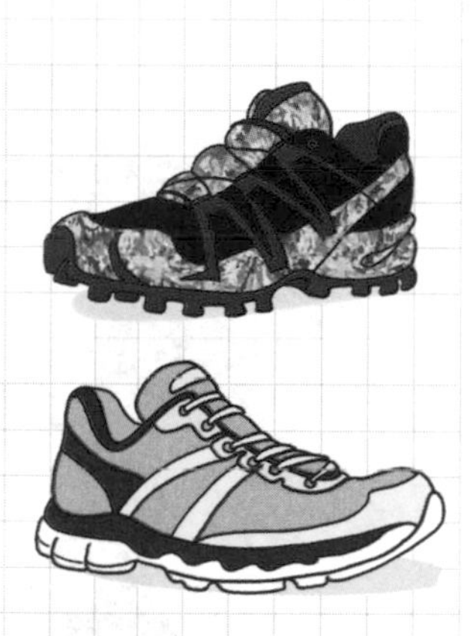

Las zapatillas minimalistas o barefoot

Correr descalza en zapatillas es posible gracias a las zapatillas minimalistas. Ofrecen la protección de los modelos clásicos que te permiten correr sobre la parte delantera del pie. Varios modelos se disputan el mercado, especialmente los FiveFingers© de Vibram, que parecen guantes o diferentes modelos de la marca Nerton, de estilo más clásico.

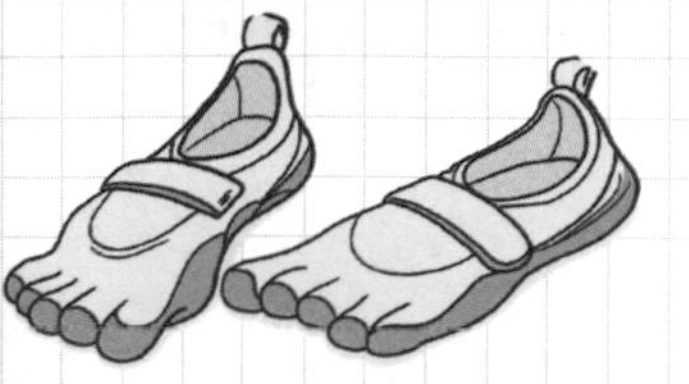

Con este tipo de zapatillas hacen falta aproximadamente unas seis semanas antes de sentirse bien. Aduladas por algunos, también son despreciadas por otros. ¿Qué piensa nuestro especialista, fisioterapeuta?

Las zapatillas minimalistas: ¿por o contra?
La opinión del especialista, Thibaut Benoît, masajista-fisioterapeuta, osteópata y corredor

Muy a la moda en los países anglosajones, las zapatillas minimalistas no son aconsejables: hacen correr con la parte delantera del pie y exigen un largo tiempo de adaptación a las debutantes y una excelente musculatura, ¡especialmente unas pantorrillas de acero! Sin amortiguación, traumatizan el aparato locomotor (en particular los miembros inferiores y la espalda) y hacen la carrera dolorosa en terrenos con gravilla o grava (incluso si existen modelos específicos para carrera en montaña: BareGrip®, Merrell Trail Glove®...). Finalmente, hay que saber que las zapatillas minimalistas no ofrecen ningún mantenimiento a nivel de los tobillos y aumentan el riesgo de esguince. Así pues, su interés es muy limitado.

La idea interesante: las zapatillas con resortes

Al contrario de las zapatillas minimalistas, otras zapatillas con una enorme amortiguación y una suela densa han hecho su aparición en medio de la carrera a pie en las calles y los caminos: las Hoika® One One (modelos Clifton, Kailua Tarmac...). ¿La idea? Hace el paso más aéreo, ofrece más estabilidad y te ahorra traumatismos articulares gracias a una amortiguación XXL, una suela sin curvas y una mejor estabilidad. Resultado: los golpes se absorben mejor y mejora el movimiento del pie y la propulsión. Procuran, parece, una sensación de planear al mismo tiempo que estamos bien plantados en el suelo. Contrariamente a su apariencia, estas zapatillas no son más pesadas que otras.

La limpieza de las zapatillas

Para la gran limpieza, déjalas en un cacharro con agua tibia y jabonosa y frótalas con un cepillo. Deja que se sequen a temperatura ambiente, llenándolas con papel de periódico, que absorberá la humedad. Cuidado, no las pongas sobre un calor directo (sol, radiador) porque podrían encogerse.

¡Mi vestimenta... running!

Un buen sujetador para proteger tu pecho de las sacudidas

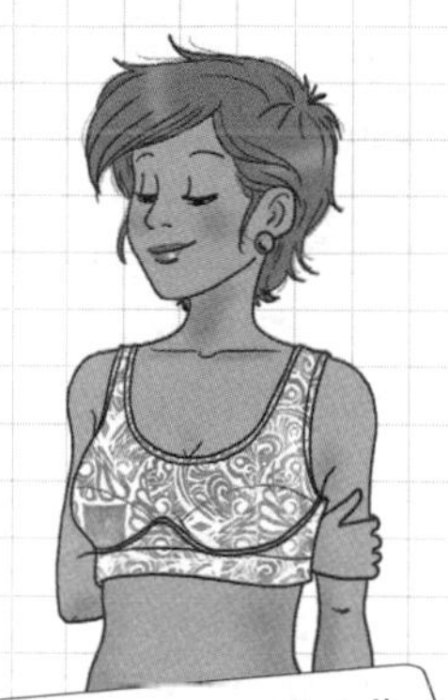

Si no lo mantienes, el pecho se balancea unos 9 cm a cada zancada. Más vale llevar un sujetador adaptado que reducirá a la mitad el fenómeno de sacudida. Opta por un sujetador de deporte especial carrera a pie. Debe reunir ciertos criterios: un buen mantenimiento (de nivel 2, o 3, si tienes una talla C o más); breteles anchos, regulables y cruzados (espalda de nadador) para una buena libertad de movimientos y un efecto no-rebote. Elígelo sin armaduras, que pueden lastimarte y confeccionado en una tela termo-reguladora-respirante, que absorbe o evacua la transpiración para una higiene impecable y un máximo confort.

Las mejores marcas y modelos: Zport, Schock Absorber, Anita Active, Nike Pro Rival®, sujetador Super Nova Race® de Adidas o Freya Active®

Un short, un ciclista o unas mallas

Según la estación y el tiempo, viste la parte inferior del cuerpo con una malla larga, tres cuartos o semilarga, un ciclista o un short para estar lo más cómoda posible. De preferencia, deben estar hechos con un tejido cómodo (stretch por ejemplo, para una gran amplitud de movimientos) y tener zonas de ventilación para una buena evacuación de la humedad. Más vale escogerlo con bandas reflectoras para mayor seguridad en las carreras nocturnas. Piensa en la utilidad de un bolsillo con cremallera o zip donde puedas poner algunos objetos personales indispensables (pañuelos, llaves...).

→ **Lo mejor:** un traje antibacteriano y desodorizante que evite los olores.

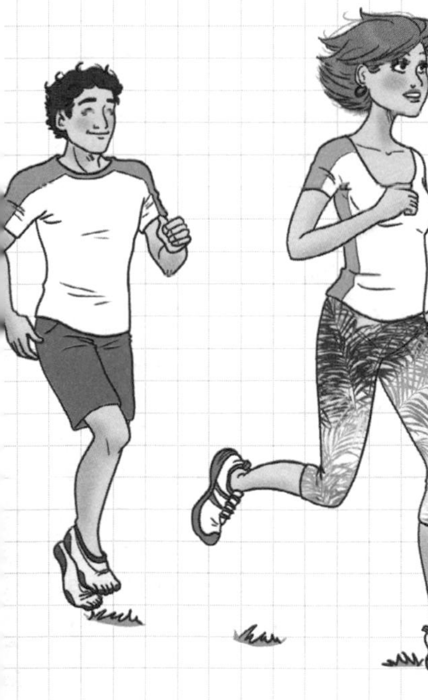

Un top de mangas cortas o largas en función de la temperatura exterior

Los mejores tops son ligeros, antitranspirantes, bien cortados, reflectantes... y ¡bonitos! Pueden tener bolsillos cerrados, muy prácticos, a los costados o detrás. Ajustados, siguen nuestras curvas para evitar frotamientos y facilitar la libertad de movimientos.

→ **Lo mejor:** un bolsillo donde deslizar el cable de los auriculares de un lector MP3.

Nuestras marcas preferidas que no te decepcionarán: Asics, Mizuno, New Balance, Salomon, Raidligth, Adidas, Nike...

Evita la ropa de algodón: cuando se moja tarda mucho en secarse y se queda fría sobre el cuerpo; puedes atrapar una angina o pasar por una corredora dominguera. Opta por los tejidos de fibras técnicas (Power Dry®, Coolmax®, Gore-Tex®, Windstopper®...) cuyos tejidos optimizan la ventilación, la respiración, la comodidad.

Un buen chubasquero

¡Los días frescos necesitarás algo más caliente que no te haga transpirar! Apuesta por los chubasqueros de alta tecnología: son a la vez stretchs, impermeables, transpirantes, ultraligeros, bien ajustados y protegen del viento y de los chaparrones. A menudo tienen detalles reflectantes, que garantizan que te vean en la oscuridad. No dudes en escoger un chubasquero de color flash (rosa o amarillo fluorescente) para mayor visibilidad y opta por un modelo con capucha y puños elásticos para que la lluvia no se infiltre. Indispensables: los bolsillos con cremallera son muy útiles para no perder las llaves mientras corres. El chubasquero es ineludible para la carrera por montaña en tiempos húmedos.

Los calcetines

Los calcetines de running, ya corras raramente o todos los días, son muy importantes: limitan los frotamientos molestos, poseen propiedades antitranspirantes y ayudan a la circulación (BV Sport, X-Socks, Salomon...).
Si no tienes, utiliza unos calcetines finos, elásticos, sin costuras en los puntos sensibles (planta de los pies y a los lados) que limitan los frotamientos y evacuan el sudor. Un par fino bien ajustado, mezcla de algodón y poliéster, será perfecto.

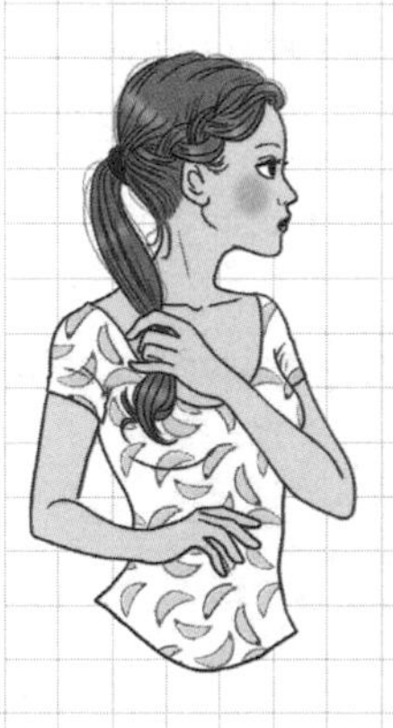

Prueba siempre tu equipamiento antes de correr

No dejes de probarte la ropa, incluso la ropa interior, y sobre todo las zapatillas, antes de una carrera. Una costura mal puesta, una talla demasiado pequeña o demasiado grande podría provocar irritaciones y ampollas.

Tu peinado de corredora

Puedes elegir muchos peinados: desde la coleta baja (para evitar que se mueva para todos lados a cada paso) con un cinta (que tiene la ventaja de no tironear el pelo) o un elástico, trenzas y/o banda y, por qué no, pasadores.

Los trucos de la perfecta corredora

Un pulsómetro

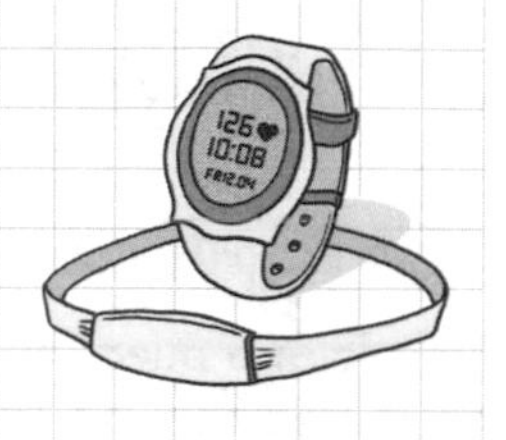

El pulsómetro es una herramienta preciosa: mide el número de latidos cardiacos por minuto. Es útil para vigilar la frecuencia cardiaca máxima (FCM), es decir, la frecuencia que no debes sobrepasar. Es propia a cada persona y depende de la edad, de la herencia y del estado de forma. Para determinarla, lo ideal es visitar al cardiólogo. Cuando es muy alta, se hacen sesiones más cortas o se limitan. Si es demasiado débil cuando el esfuerzo debe ser intenso, se aumenta la cadencia.

Un brazalete de seguridad

Si corres temprano por la mañana o tarde por la noche, asegúrate de ser bien visible para los automovilistas o los motoristas. Todos los medios son buenos: zapatos o capucha reflectora, pero también brazalete de seguridad y clip con luz constante o intermitente. También se puede correr en grupo o seguir un recorrido seguro con iluminación pública.

La lámpara frontal para las aficionadas

Si cuando es de noche no te dan ganas de aburrirte dando vueltas en un estadio (que tiene el mérito de estar iluminado), hazte con una lámpara frontal. Podrás evadirte por los caminos de alrededor. Existen dos tipos de lámparas frontales: la incandescente o equipada con una bombilla LED o las dos a la vez. Al partir, no olvides las pilas o la batería de recarga ¡para evitar encontrarte aislada sin luz en plena noche!

¿Y mi teléfono inteligente?

¿Eres una adepta a tu teléfono, tus SMS, tu música, las llamadas y los llamados de tu coach? Pues muy bien, corre con él. Gracias a los brazaletes para teléfonos, puedes hacer tu sesión de deporte y tenerlo a mano. Esos brazaletes están dotados de una ventanita transparente y táctil que permite consultar y manipular el aparato. Cuidado, existen varias tallas en función de tu brazo.

El cinturón portabidones o Camelbak

Tanto en verano como en invierno, una corredora necesita hidratarse. Es particularmente indispensable cuando hace mucho calor y la salida dura mucho tiempo o cuando corres una larga carrera, para evitar perder tiempo en los puntos de suministro. Existe toda una gama de accesorios para hidratarse fácilmente mientras corres: la cantimplora, el cinturón portabidones, el bolsillo de agua en una bolsa o el famoso Camelbak (una mochila con dos bidones de agua). ¡Tú misma elegirás la solución que mejor te convenga!

¡Mantente conectada!

Las mejores aplicaciones para ir a correr

Tu teléfono puede ayudarte a seguir tus salidas y a progresar puesto que existe una multitud de aplicaciones dedicadas al running. Aquí tienes algunas de las más útiles.

Runtastic: esta aplicación gratuita permite realizar tus sesiones de carrera a pie, pero también otros deportes. Eliges un plan de entrenamiento, y la aplicación medirá tus capacidades, las distancias recorridas, las calorías gastadas… y registrará automáticamente tus progresos (https://www.runtastic.com/es/productos esto lo agrego yo para adaptarlo a búsqueda en español).

Nike + Running: gratuita, funcional y simpática, esta aplicación para Smartphone responde a todas las exigencias de los corredores. Permite cartografiar el recorrido y vigilar su ritmo, su cadencia y las calorías quemadas. Conectándose a la página www.nikeplus.com los corredores pueden sorprender a sus amigos de Facebook o Twitter enviando los resultados de su carrera o también lanzar desafíos.

Servi Race: es una especie de red social para corredores. Si eres de aquellos a quienes les encanta hacer carreras los fines de semana te vendrá muy bien. Se trata de una aplicación donde encontrarás carreras en tu entorno o en todo España con todo tipo de información.

Runkeeper Pro: esta aplicación de pago (4,99 euros) te asegura un seguimiento de todas tus actividades deportivas gracias a la función geolocalización de tu teléfono. Puedes visualizar en tiempo real tu velocidad media, el número de calorías gastadas y tu progresión día a día gracias a un historial en forma de curvas. ¡El compañero ideal de los corredores!

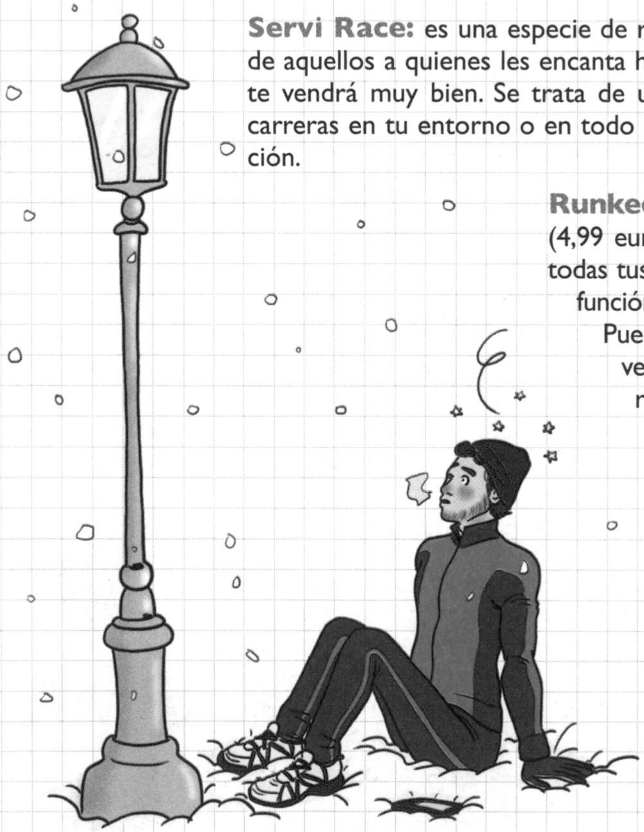

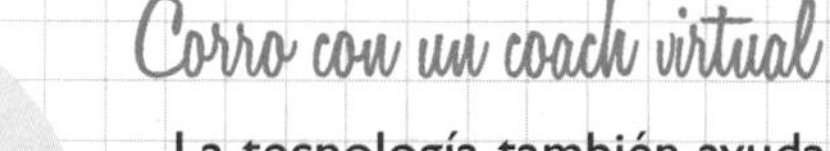

La tecnología también ayuda a motivarse, y puedes escoger un coach virtual: una aplicación de móvil (Nike training Club®), un chip (miCoach® de Adidas), un GPS (myGarming®), un reloj…

La nueva aplicación móvil SportyCloud®, dedicado a los deportistas debutantes o profesionales permite, gracias al GPS del Smartphone, medir, seguir y registrar cotidianamente tus progresos: duración, distancia recorrida, índice de masa corporal… Todo con música, porque la aplicación permite acceder a toda la biblioteca de tu Smartphone y ¡además es gratuita!

Mi lista de música

Los primeros tiempos, no es fácil motivarse para ir a correr. Entonces, para paliar el aburrimiento y darte energía, adopta el arma fatal: el lector MP3. ¡Ya verás cómo cambia todo! Invierte también un poco de dinero en unos auriculares para que no se te caigan a la primera ocasión.

El casco audio sin cable (especial deporte)

Elige un casco audio o intraauriculares especiales para el running y si es posible sin cable. También existen cascos de conducción ósea que se llevan sobre la nuca, los dos embudos están en las sienes sin necesitar los tímpanos. Sin nada en los oídos puedes estar atenta al entorno o incluso discutir con tus compañeros de carrera.

¿Y si tuviera un reloj GPS?

Más ligero y fácil de llevar que un Smartphone (con aplicación) los relojes GPS registran todos los parámetros de tus carreras: distancia recorrida, velocidad, desniveles (altitud), calorías quemadas, frecuencia cardiaca (si llevas un pulsómetro)… algunos proponen alertas personalizadas y son verdaderos asistentes de tus entrenamientos. Otros pueden guiarte directamente cuando te pierdes gracias al GPS. Las mejores marcas: Garmin, Polar, Suntoo, Tom Tom… También, en este caso, déjate aconsejar por un especialista. ¡Y si no tienes alma de informática, deja todos estos aparatos de alta tecnología para otros!

Capítulo 3

Me entreno

Hay que comenzar bien...

Viste tu ropa de combate, y comencemos un pequeño calentamiento seguido de una alternancia de marcha, carrera y recuperación. Objetivo: aguantar entre 15 y 30 minutos.

1ra etapa: vigila para calentar bien durante 5 a 10 minutos (o 20 si hace mucho frío). Trota para despertar músculos, articulaciones, tendones, pulmones y corazón.

2da etapa: puedes comenzar la sesión. Al principio puedes alternar marcha y carrera cada minuto, durante 5 a 10 minutos y luego correr durante 20 minutos si te sientes capaz.

3ra etapa: termina siempre con 5 a10 minutos de recuperación en footing lento.

Para motivarte, puedes rellenar un cuaderno de entrenamiento en el cual consignarás todo sobre tus salidas y tus impresiones: el lugar, el clima, el nombre de la persona con la que has corrido, la duración de la carrera y el número de kilómetros, tus sensaciones, tus dificultades, tu desafío para la próxima sesión.

Cuando salgo a correr, no me olvido de...

- Un ticket de metro o de autobús para volver en transporte público si se pone a llover a cántaros o me lastimo.
- 2 euros para comprar una botella de agua.
- Mis llaves, y eventualmente un pañuelo (sobre todo en invierno).
- Mis documentos para que los socorristas pueden identificarme en caso de accidente.
- Y, por fin, mi teléfono móvil (sujeto en un brazalete).

Escribo mis primeras impresiones: clima, duración, distancia recorrida...

....

....

....

....

....

La próxima vez, iré a ...

....

....

....

....

....

¿Cómo se realiza un entrenamiento?

Una sesión típica de running

Tras un calentamiento de 10 minutos (marcha rápida o carrera) y algunas gamas de movimientos «educativos» (ver páginas 22-24: levantar las rodillas, talones/nalgas, pasos de lado...), **comienza lo importante de la sesión:**

- si comienzas a correr, corre al trotecito, en 3 series de 3 a 5 minutos;
- si eres una corredora más aguerrida, haz 3 a 5 series alternando 30 segundos de carrera lenta y 30 segundos de carrera rápida (el famoso fraccionado).
- si conoces tu VAM (ver pág. 75) haz una sesión de 4 o 5 veces 100 metros con 50 metros de recuperación después de cada 100 metros o bien 3 o 4 veces 200 metros, con 100 metros de recuperación en la pista de un estadio de atletismo.

También puedes optar por una salida de paso más vivo en plena naturaleza con subidas, curvas, barro...

Finalmente, recupera caminando (para las debutantes) o corriendo lentamente durante 10 minutos para terminar con 10 minutos de estiramientos.

El buen ritmo de entrenamiento

Dos entrenamientos por semana, tres si pretendes participar en una competición, y te mantendrás en forma. Para progresar verdaderamente, es recomendable correr tres veces por semana como mínimo.

La opinión de los profesionales

«Si quieres realizar una gran actuación (como una larga carrera), dos sesiones semanales no serán suficientes. Para progresar hay que hacer como mínimo tres por semana. Te aconsejo ir progresivamente a la vez durante la sesión y en la programación de tus entrenamientos. ¡Sabes que no puedes pasar de la inactividad total a 60 km por semana!» *Stéphane Diagana, campeón del mundo de 400 metros vallas.*

«En caso de dolores consulta con un osteóopata, un fisioterapeuta o un podólogo para evitar que se instalen. Este último podría prescribir plantillas ortopédicas.» *Marc Raquil, medalla de plata de los 400 metros en los Mundiales de Atletismo de 2003 y preparador físico.*

Adapto mi ritmo a mi aliento

¿Corres demasiado aprisa o demasiado lenta? Combínalo con tu aliento para saberlo. Es un buen indicador del ritmo a adoptar. Siempre debes tener una comodidad respiratoria (y muscular) y ser capaz de sostener una conversación. Si es demasiado duro, es porque tu ritmo respiratorio es demasiado rápido, baja la cadencia o alterna carrera y marcha cada 3 o 4 minutos. ¡Debes escuchar a tu cuerpo!

El truco para saber si tu paso es el apropiado
Hazte con un pulsómetro: mide los latidos cardiacos por minuto y ¡te indica si estás en rojo o si, al contrario, podrías acelerar un poco!

3 soluciones para respirar mejor

1. **Comienza el calentamiento con lentitud.** Adopta la buena marcha, la que te permite charlar sin ahogarte.
2. **Elimina el estrés.** Si estás tensa, bloqueas la respiración. Para relajarte antes de comenzar, realiza lentamente varias inspiraciones y espiraciones profundas.
3. ***¡Chi va piano, va sano!*** No trates de correr de golpe durante 30 minutos si hace mucho que no haces deporte. Te quedarías totalmente ahogada… Ten paciencia y comienza a correr PRO-GRE-SI-VA-MEN-TE. La progresividad es una regla de oro para no desmotivarte y convertirte en una verdadera corredora. Trota suavemente al principio, y podrás acelerar al mismo tiempo que tus progresos.

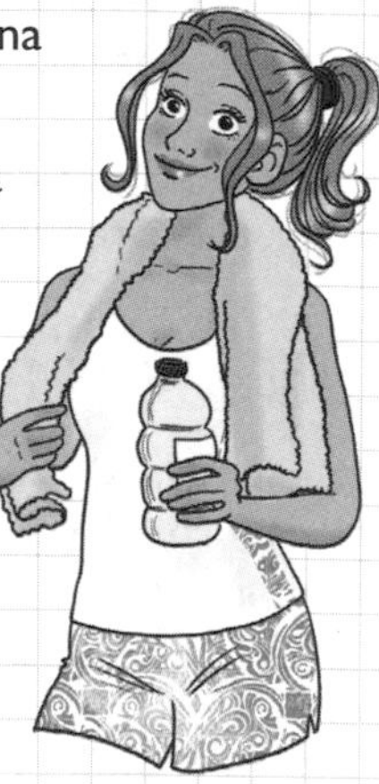

El buen calentamiento para evitar las lesiones

Después de un calentamiento de marcha o trote (o alternando marcha y carrera) puedes encadenar con ejercicios «educativos» (saltos, elevación de rodillas, talones/nalgas, pasos de lado, salto a la cuerda…) para preparar bien los músculos, los tendones y las articulaciones.

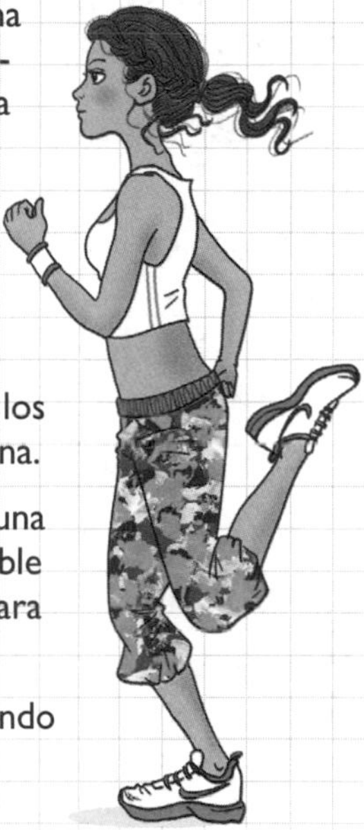

Ejercicio 1: talones/nalgas

¿Para qué sirve? Este ejercicio hace trabajar los isquiotibiales, los músculos situados detrás del muslo que permiten la flexión de la pierna.

¿Cómo hacer? Apoyándote en la parte delantera del pie, corre una treintena de metros buscando traer el talón lo más rápidamente posible hacia la nalga, alternando pierna derecha y pierna izquierda. Vigila para mantenerte recta y no inclinarte hacia delante.

El buen tiempo: 2 series con un retorno al punto inicial caminando antes de encadenar con otros ejercicios educativos.

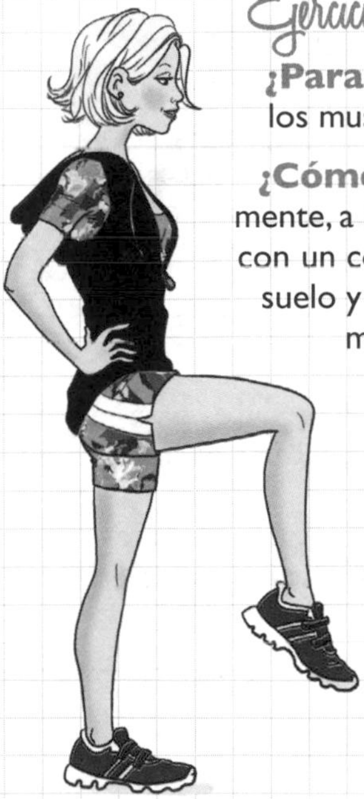

Ejercicio 2: elevación de rodilla

¿Para qué sirve? Este ejercicio calienta los músculos elevadores de los muslos, los psoas iliacos.

¿Cómo hacer? Sin moverte de un sitio levanta las rodillas horizontalmente, a la altura de la pelvis, alternando pierna izquierda y pierna derecha con un contacto en el suelo lo más breve posible. Los talones no tocan el suelo y los abdominales están bien contraídos, mientras que el tronco se mantiene bien recto. Sincronizados con el ritmo de las piernas, los brazos sirven como un balancín.

El buen tiempo: 2 repeticiones de 10 a 20 elevaciones con una recuperación de 45 segundos. Progresivamente, puedes aumentar la frecuencia de las elevaciones.

Ejercicio 3: pasos de lado

¿Para qué sirve? Este ejercicio hace trabajar los músculos abductores (músculos del interior de los muslos) que permiten acercar el muslo al eje corporal y colaboran en el mantenimiento del cuerpo en la trayectoria de la carrera cuando hay complicaciones (terreno inestable, curva, obstáculos…).

¿Cómo hacer? Desplázate lateralmente unos treinta metros apoyando la parte delantera del pie, con las piernas extendidas, los talones chocan uno contra otro a cada paso. Alterna los lados.

El buen tiempo: 2 series (una para cada lado) de 30 a 40 metros. Recuperación 45 segundos caminando.

Ejercicio 4: la carrera hacia atrás

¿Para qué sirve? Este calentamiento permite trabajar de manera «excéntrica» los isquiotibiales, esos músculos situados detrás del muslo para evitar elongaciones, desgarrones y desgarros musculares…

¿Cómo hacer? Corre hacia atrás, vigilando para enviar tu pie bien arriba y hacia atrás lo más lejos posible y mantener el busto bien recto. El ejercicio es para las corredoras consumadas. Si eres debutante, haz algunos saltos, toma un poco de impulso y encadena de manera amplia pasos saltando sobre cada pie para acelerar el movimiento.

El buen tiempo: 2 o 3 series de 20 o 30 metros.

La opinión de los especialistas

«Antes de cada sesión, calienta de manera progresiva durante 20 minutos para mejorar la elasticidad de tus músculos y tus ligamentos.» *Marc Raquil, medalla de plata de los 400 metros en los Mundiales de Atletismo de 2003 y preparador físico.*

«Antes de un entrenamiento, haz gamas de talones/nalgas, saltos, pasos de lado… esos movimientos de calentamiento despiertan los músculos y evitan las lesiones.» *Stéphane Diagana, campeón del mundo de 400 metros vallas.*

¡Después de una sesión, recupero!

Para saber más…
Calentarse bien, estirarse bien: http://www.runners.es/entrenamiento/estiramientos/articulo/mejores-estiramientos-para-correr
Para prevenir las lesiones: http://www.runners.es/nutricion-salud/lesiones/articulo/10-mandamientos-para-prevenir-lesiones

Después de una sesión, una buena recuperación evita que se estanquen las toxinas y limita los efectos de las agujetas. ¿Cómo proceder? Realizando **10 minutos de marcha o footing ligero, luego relajación** (no mucho tiempo y sin forzar). Al final de cada sesión no olvides los estiramientos de los isquiotibiales, de las nalgas y otros abductores, para limitar la sensación de incomodidad.

3 ejercicios de estiramientos muy eficaces

❶ **Para las pantorrillas y los isquiotibiales:** sentada en el suelo, piernas extendidas, manos sobre los muslos, lleva la punta del pie hacia las tibias, mantén la espalda recta, luego balancea la pelvis hacia delante. Mantén la posición 8 a 10 segundos, antes de relajar. Haz 3 o 4 series seguidas.

❷ **Para las nalgas:** estírate sobre la espalda y une las manos justo encima de la rodilla, después de atraerla hacia ti. Mantén la otra pierna lisa sobre el suelo. Mantén tu cuerpo recto y estira tu rodilla hacia el pecho. Mantén esta posición 10 segundos, manteniendo la cabeza bien apoyada en el suelo. Cambia de pierna y repite la operación 2 o 3 veces de cada lado.

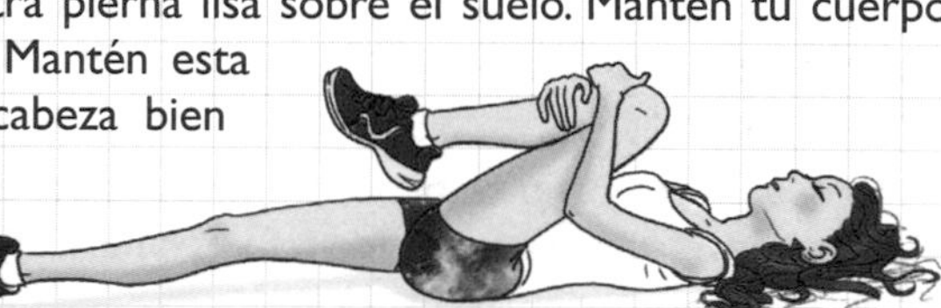

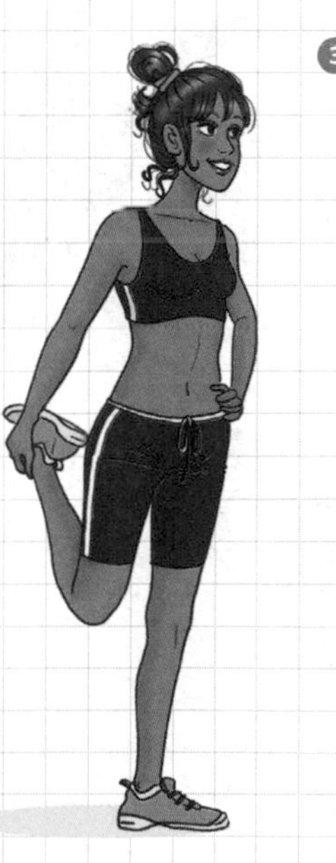

❸ **Para los cuádriceps:** de pie, coloca tus pies uno contra otro, con las piernas extendidas. Mantén el busto recto y la pelvis fija. Coge la punta del pie derecho en la mano derecha y lleva el talón hacia las nalgas. Retrasa la rodilla pero mantente recta. Conserva la posición 8 a 10 segundos manteniendo las rodillas juntas durante todo el estiramiento (¡y el equilibrio!), luego cambia de pierna. Repite la maniobra 2 veces de cada lado.

Foco sobre el iliopsoas, un músculo que hay que saber estirar
Cada vez que flexionas la pierna, que subes la rodilla hacia el busto, el iliopsoas, un músculo que va de las vértebras lumbares a la cadera, se contrae. Su estiramiento permite evitar algunos dolores lumbares o ciáticos, además de mejorar la eficacia del gesto deportivo.
Para estirarlo: extiende una pierna hacia atrás, con la rodilla en el suelo, la punta del pie apoyada. Avanza la otra pierna para formar un ángulo recto entre el muslo y la pantorrilla. Mantén el busto recto. Baja suavemente la cadera (como si alguien se apoyara sobre tu pelvis), luego mantén la posición durante 20 segundos. Debes sentir una tensión en la ingle. Cambia de pierna y reproduce la maniobra.

Algunos gestos útiles para hacer en casa

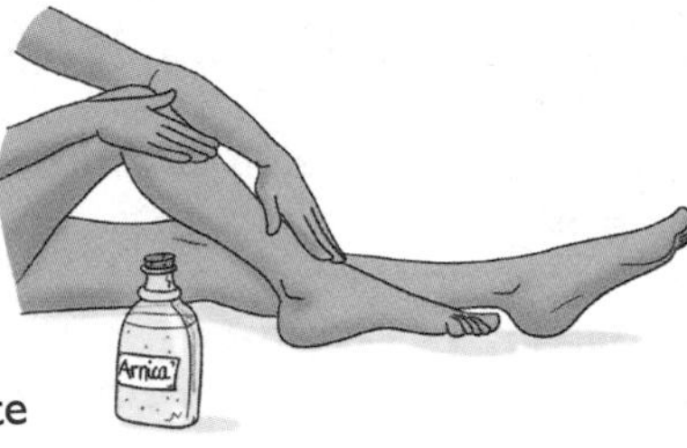

Todos los medios son buenos para mimar tus músculos doloridos...

✓ Adopta la ducha escocesa (alternancia de chorros de agua fría y agua caliente, para evacuar las toxinas y evitar las agujetas, o coloca bolsas refrigeradas sobre tus piernas durante cinco minutos.

✓ Utiliza manguitos de compresión durante el esfuerzo y medias de compresión después de correr, para recuperar.

✓ Masajea tus piernas con aceite de árnica para favorecer la recuperación.

✓ Estírate y haz una electroestimulación porque la contracción muscular generada por el aparato sobre tus músculos permite eliminar las toxinas...

Y trata de descansar...

Después de tantos esfuerzos durante una semana, te mereces una recompensa: uno o dos días al margen: no debes programar ninguna carrera.

- Pero, en cambio, no te prives de **proceder a algunos estiramientos** o ejercicios de refuerzo muscular (musculación, flexiones, abdominales...).
- **Nada es mejor que la respiración:** inspira metiendo el vientre al máximo como si quisieras meter el ombligo en la columna vertebral, retén tu respiración 10 segundos y luego espira soltando completamente los abdominales.
- **Tampoco dejes de hidratarte perfectamente** (es válido todo el tiempo).
- **Un baño caliente** que relaje los músculos te hará mucho bien, **seguido de chorros de agua fría sobre las piernas**. ¡Ya estás fresca como una rosa y preparada para volver a correr...!

Me refuerzo y me estiro

La preparación física general (PFG)

Paso obligado para progresar y ser una corredora perfecta: la PFG (preparación física general). ¿En qué consiste? En una sala de gimnasio, en tu casa, en medio del campo o en tu lugar habitual de entrenamiento, encadenarás, después de un pequeño footing, una serie de sentadillas (te acuclillas y mantienes esta posición «sentada» en el vacío), subidas y bajadas de escaleras, flexiones, abdominales y musculación…
Comienza por ejercicios dinámicos, que debes efectuar de pie, luego sigue con los estáticos, en los cuales te estirarás al menos 1 o 2 veces por semana, si es posible. Eso es reforzará todo el cuerpo. Si te refuerzas, mantendrás mejor la postura de la carrera, serás más eficaz y economizarás energía, además de diseñarte un cuerpo de modelo.

El mejor de los ejercicios de refuerzo muscular

Hay que saber
Alrededor del 30% de las mujeres que corren regularmente tienen fugas urinarias y el 19% de ellas jamás han estado embarazadas.

¡Hay que comenzar a pensar en ese músculo a nivel de la pelvis, el perineo, chicas! Antes de cada ejercicio, contrae tus abdominales y bloquea el perineo (también podríamos indicarte que es como si quisieras impedirte hacer «pis o caca»).

La opinión de los profesionales
«Después de un embarazo o de la menopausia, el 20 a 30% de mujeres presentan una incontinencia urinaria en el esfuerzo. Para prevenirla, se puede reforzar el perineo. ¿Cómo? Realizando una musculación con contracción de los abdominales y bloqueo del perineo, dicho de otra forma, contrayendo el suelo pélvico.»
Stéphane Diagana, campeón del mundo de los 400 metros vallas en Atenas, en 1997.

Musculación: la plancha

En el suelo, apoyada sobre los antebrazos y la punta de los pies, el cuerpo en horizontal, la mirada hacia el suelo, haz la «plancha» contrayendo perfectamente los abdominales. Mantén la posición de 30 segundos a 1 minuto vigilando para que tu cabeza, el busto y las nalgas estén bien alineados. El interés del ejercicio: reforzar los abdominales.

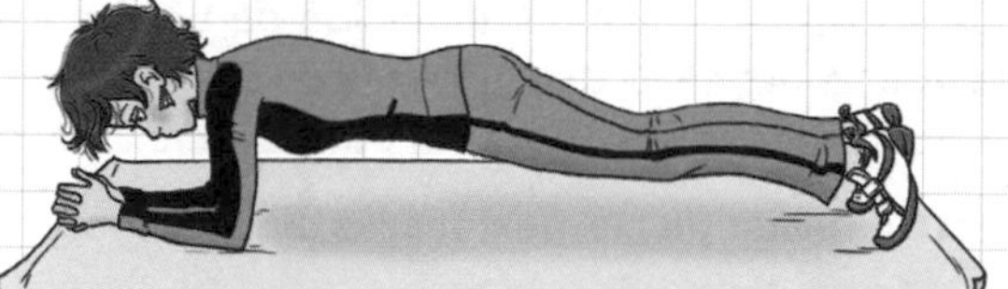

Reforzamiento abdominal y dorsal: ¡aún mejor!

A cuatro patas en el suelo, inspira profundamente hinchando el vientre al máximo, luego espira lentamente metiendo el vientre como si quisieras que tu ombligo tocara la columna vertebral. Repite la operación 3 o 4 veces. Este ejercicio hace trabajar los abdominales transversos, a menudo olvidados a pesar de ser esenciales para la carrera a pie.

Los abdominales: la posición crunch mantenida

No se trata de tabletas de chocolate, sino más bien abdominales para dibujarse una tableta alrededor del ombligo. Antes de ponerte en posición crunch piensa en meter el vientre y reforzar para evitar empujar tus órganos hacia abajo. Estirada en el suelo de espaldas, dobla las piernas y sube las rodillas perpendicularmente a tu busto. Al mismo tiempo, sube el busto hacia las rodillas y mantén la posición durante 15 segundos.

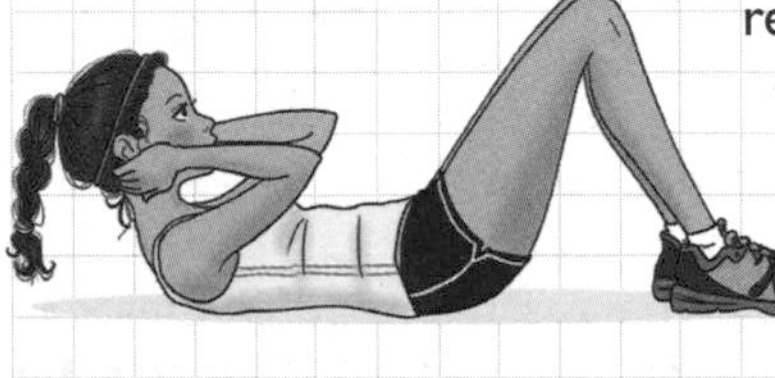

El refuerzo muscular de la parte inferior del cuerpo: la silla

Muy práctico, este ejercicio de refuerzo muscular puede practicarse mientras te lavas los dientes, para ganar tiempo... Adosada contra una pared, mantén los muslos paralelos al suelo y una mano al costado contra la pared. Trata de aguantar 30 segundos, luego 1 minuto hasta llegar a 3 minutos. Esto refuerza los cuádriceps, y los músculos voluminosos del fémur.

El estiramiento de la cintura abdominal: Superman

Estírate sobre el vientre, si es posible sobre una alfombrilla. Separa los brazos y las piernas del suelo, extiende los brazos hacia delante. Mantén las piernas extendidas y el busto estable durante 30 segundos antes de volver a la posición inicial. Este ejercicio hace trabajar los músculos de la parte inferior de la espalda y las nalgas, y estira la cintura abdominal.

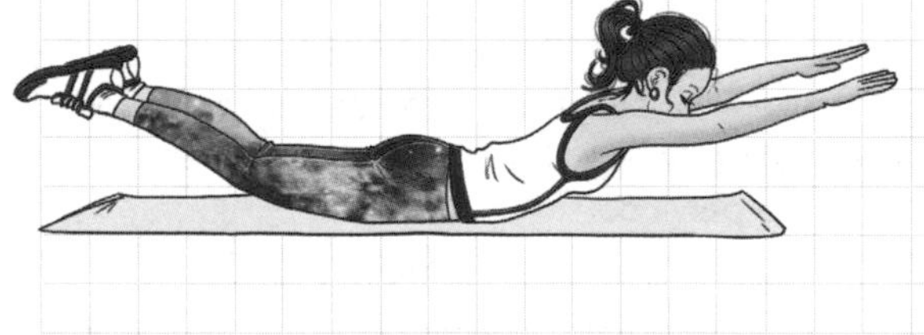

La musculación-resistencia: el Tabata

A pesar de su nombre evocador, no se trata de una película X sino de un encadenamiento de ejercicios de tortura para formarte un cuerpo bien firme. El principio es simple: tras 15 a 20 minutos de jogging tranquilo al aire libre o sobre una cinta de correr a una velocidad comprendida entre 8 y 15 km/h (en función de tu nivel), encadena los ejercicios que describimos aquí. El circuito debe efectuarse de 6 a 8 veces. Durante el Tabata, intenta meter el vientre, contraer los abdominales y bloquear el perineo. He aquí los 6 ejercicios que debes encadenar...

Sentadillas: de pie, flexiona las piernas y contrae los abdominales. Mantén la espalda recta.

Zancadas: avanza una pierna hacia delante y mantén el esfuerzo durante 20 segundos. Cambia de pierna a cada serie. Este ejercicio desarrolla la fuerza de los miembros inferiores. Es ideal para los sprints y los cambios de dirección.

Flexiones: en el suelo, boca abajo, apoyada sobre las manos cuya separación debe ser superior al ancho de los hombros, contrae los abdominales y baja el busto (doblando los brazos). ¡Ay, me duele! Pero si nos decimos que es por una buena causa (un pecho formidable) lo soportaremos.

Superman: estirada en el suelo sobre el vientre, levanta ligeramente los brazos (primero a los lados de la cabeza) y las piernas hacia arriba. Los abdominales deben estar contraídos. Estira luego los brazos lejos de ti hacia delante manteniéndolos en el aire.

Plancha de manos y codos (= refuerzo): en posición de flexiones, contrae los abdominales colocando los codos en el suelo. Vigila para mantener la cabeza, el busto y las nalgas alineadas. Mantén la posición.

Crunch: sobre la espalda, enrolla el busto hacia delante contrayendo los abdominales y manteniendo las vértebras lumbares en el suelo.

Practico otros deportes «complementarios»

Debes saber
En términos de gasto energético: 2 horas de bicicleta equivalen a una hora de footing.

Hay que reconocer que a pesar de sus numerosos beneficios la carrera a pie tiene un inconveniente: aguijonea las articulaciones y puede fragilizar los tendones, sobre todo si se practica en dosis altas, sin estiramientos ni relajaciones y sobre el asfalto. Para cuidarte y correr aún más tiempo sin dolor, adopta el cross training (o entrenamiento cruzado), con sesiones de deportes complementarios, si es posible la bicicleta o la natación o de refuerzo muscular...

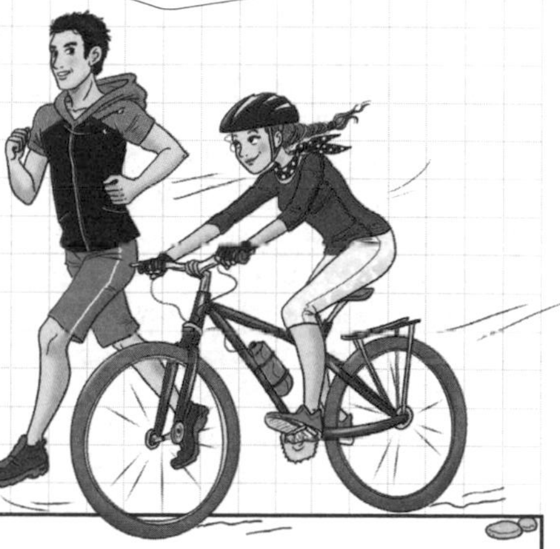

La bicicleta para unas piernas sólidas

Se puede hacer todo terreno o en casa, con una bicicleta de apartamento. La bicicleta fortalece los cuádriceps y los isquiotibiales pero también el funcionamiento cardiovascular.

La opinión de los profesionales

«Con ciertos deportes, se consigue trabajar la resistencia cardiaca sobre duraciones importantes, sin los golpes del running. La bicicleta fabrica piernas sólidas porque los cuádriceps y los isquiotibiales están bien comprometidos. La natación hace trabajar el corazón y facilita la recuperación: ¡con ella se terminan las piernas pesadas! Pero nos alejamos de los músculos y de las sensaciones de la carrera a pie. Nadar es bueno, sin embargo, para recuperar en caso de lesión. Puedes intentar el jogging en el agua poniéndote un wet vest, un chaleco sin mangas de neopreno que permite flotar. El esfuerzo es similar a la carrera a pie pero sin choques.» *Stéphane Diagana, campeón del mundo de 400 metros vallas en Atenas en 1997.*

La natación para fortalecer el corazón

¡Gracias a la natación olvídate de las piernas pesadas y de los problemas venosos! Deporte de resistencia por excelencia, la natación es ideal para cuidar el sistema cardiovascular: baja la frecuencia cardiaca en reposo así como la tensión arterial. Refuerza además la espalda y las articulaciones y elimina mucho estrés. ¡A ponerse el bañador!

Un truco que salva: el yoga

Aun si tu cuerpo tan rígido como una escoba no parece predispuesto, puedes intentar el yoga, otra actividad muy a la moda. La repetición de las posturas estira tus músculos con suavidad y te hace ganar agilidad. El trabajo sobre la respiración (profunda) relaja, te ayuda a soltarte y a luchar contra la ansiedad… Es un buen complemento para la carrera a pie para cuidar las articulaciones y gestionar mejor el aliento durante el esfuerzo.

Otra opción posible: ¡iniciarse al shiatsu!

Es una técnica de terapia manual de origen japonés que consiste en estimular, por presiones repetidas de los dedos, los puntos de acupuntura. ¡Relajación y liberación de tensiones garantizadas!

Trabajo mi capacidad a correr mucho tiempo

¿Hace varias semanas que corres y te sientes cada vez más cómoda? Falta que desarrolles tu resistencia para correr más tiempo y más rápido. ¿Cómo hacer? Trata de alargar tu salida a ritmo lento aunque sean solo 5 minutos. Añade otras salidas durante la semana, si puedes. Alterna la caminata y la carrera rápida con otras fases más lentas de recuperación, y entrénate en subida. Correr más tiempo es indispensable para desarrollar tu capacidad cardiaca y tu resistencia, es decir, para progresar

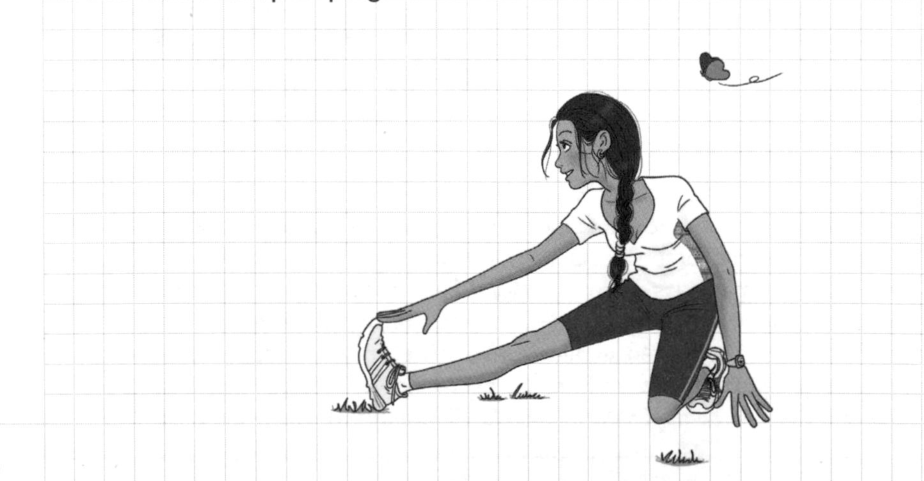

¡Adapto mi carrera al clima... y a mi humor!

Correr en verano

Cuando hace calor, piensa en hidratarte antes, durante y después del esfuerzo. Adapta tu vestimenta con ropas ligeras, una gorra y gafas de sol. No olvides ponerte crema solar y llevar una cantimplora, sobre todo si prevés una salida larga. Evita las horas más cálidas, corre más bien por la mañana o después de las 17 o 18 horas, y busca un sendero con sombra.

Correr en invierno

Cuando baja el termómetro, calienta un poco más de tiempo: 20 minutos en lugar de 10. Hidrátate igual que en verano, no es porque haga 0 °C que no transpiras. Bebe sorbitos durante y después del esfuerzo. Prevé eventualmente un tentempié energético (barra de cereales, frutos secos, gel...) antes de la sesión, si se anuncia larga, para evitar la crisis de hipoglicemia. En cuanto al vestuario, sal bien cubierta con una camiseta de mangas largas, unas mallas largas, un chubasquero o incluso un jersey que abrigue, un gorro o una cinta en las orejas, guantes... En cuanto a las zapatillas, elígelas impermeables y transpirables y si es posible con suelas de muescas para agarrarte a los suelos mojados o deslizantes. Y asegúrate de ser bien visible: existen zapatillas y chalecos reflectantes, brazaletes o clips intermitentes. Después de la carrera, ¡lo mejor será un baño caliente!

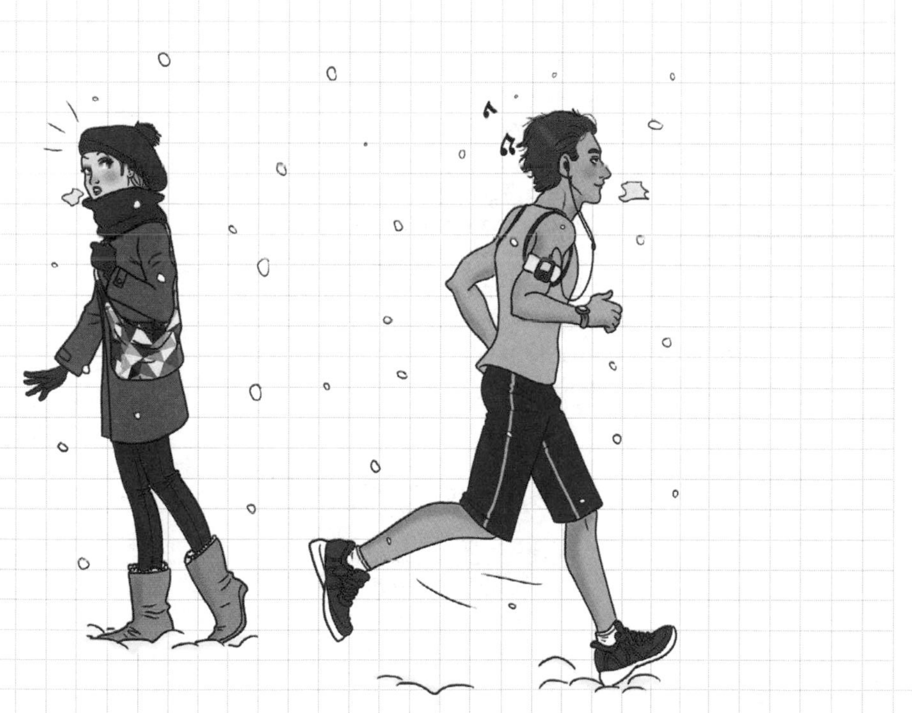

Correr en vacaciones

Las vacaciones constituyen un periodo ideal para correr sobre todo cuando se acerca el verano, los días son más largos, hace buen tiempo y tu preocupación por la silueta hace que estés más motivada para soportar la prueba del bañador. Para aprovechar al máximo, combina tu ritmo con el de tu cuerpo y ve a correr más bien al final de la tarde que por la mañana. Fíjate los objetivos. Por ejemplo, programa dos entrenamientos, durante los cuales aumentarás la cadencia. Aprovecha también para cambiar de terreno: corre descalza en la playa, prueba los caminos señalizados, entrénate en el bosque. Y, para mayor motivación, hazte acompañar.

Aprovecho para descubrir nuevos paisajes
Si vas a orillas del mar o a la montaña, las vacaciones son una ocasión para cambiar el terreno de tus entrenamientos. Aprovéchalos: intenta la arena fina, las pistas ciclistas, los caminos de senderismo... Cuando se varían los terrenos y los recorridos el cuerpo produce un tipo de esfuerzo distinto. Entrenarse en la playa (¿y por qué no descalza?) refuerza los miembros inferiores, de los pies a las nalgas. Correr en la montaña permite trabajar la resistencia y el cardiovascular. Y cambia la rutina...

El sightjoging: turismo + jogging

Conjugar deporte y cultura es el concepto inédito del jogging turístico, también llamado *sightjogging*. En toda Europa, diferentes organismos proponen recorrer una ciudad trotando con un coach guía. La visita se efectúa para una persona o para un grupo y se dirige tanto a los corredores confirmados como a los debutantes. El consejo: en cualquier ciudad se sale de preferencia por la mañana, cuando las calles no están muy repletas ni animadas.
Precio: hay que calcular entre 30 y 150 euros en función del tiempo y del número de participantes.

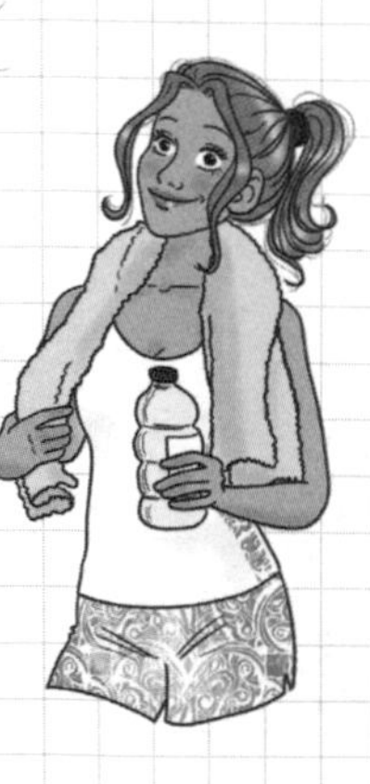

Para saber más sobre el turismo + jogging:
www.sightjogging-barcelona.com
Jogg'in city (París y Lyon): http://joggingcity.fr
La página que reagrupa la mayoría de empresas de jogging turístico: http://www.gorunningtours.com

¡Recuperar el running después de un embarazo, una lesión... o las fiestas!

Es duro volver a correr después de una larga pausa debido a un feliz acontecimiento, una lesión o una enfermedad o incluso después de las fiestas navideñas. Puedes haber perdido tu motivación y sobre todo la condición física que habías tardado tanto en conseguir. Sin embargo, ¡la mejor manera de recuperar el gusto por la carrera a pie y de recuperar el entusiasmo es volver a correr!

Para comenzar, ve lentamente, sobre todo después de un parto y en particular, si has sufrido una cesárea. Antes de volver a trotar (suavemente) espera al final de tu reeducación perineal y/o abdominal y consulta con tu ginecólogo o tu matrona. Cuando hayas recuperado, y si eras una corredora entrenada antes del embarazo, puedes intentar la carrera con cochecito adaptado y bebé... dentro. Existen modelos concebidos para ello. Se trata de cochecitos de tres ruedas, aerodinámicos, ligeros, estables, todo terreno, con frenos y amortiguadores, como el Baby Jogger® o el Bob Ironman®... ¡Pero la calidad cuesta cara!
Si amamantas, piensa en alimentarte bien e hidratarte y lleva un sujetador de deporte adaptado (mantenimiento +++), con almohadillas de amamantamiento.

Si te recuperas de una lesión, estos consejos también son válidos: pide la opinión de tu médico o tu fisioterapeuta en cuanto a volver a la carrera y comienza suavemente para habituar tus músculos entumecidos y tus articulaciones a este deporte.

Después de algunas comidas opíparas, es menos difícil: ponte dos días a dieta (ver capítulo 5 sobre nutrición) con alimentos desintoxicantes por ejemplo, y vuelve al entrenamiento.

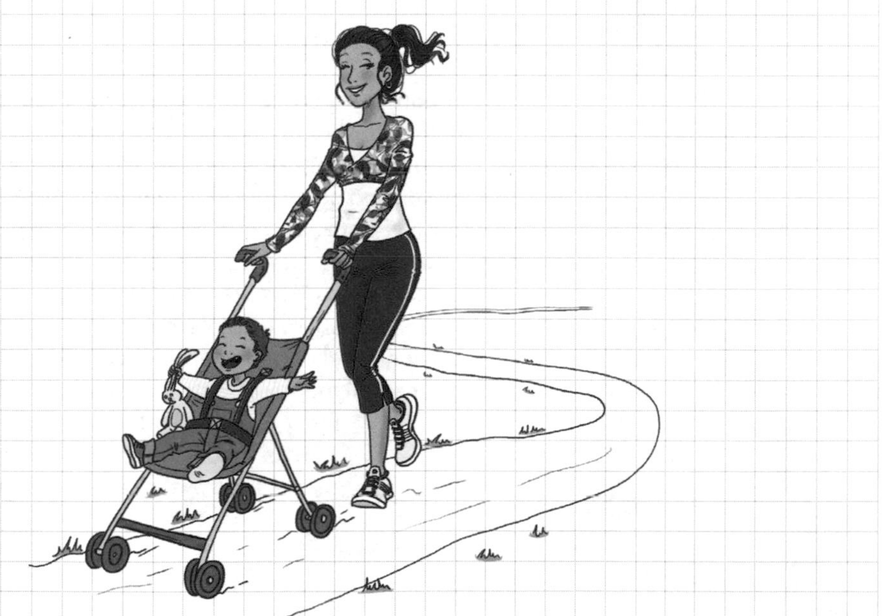

Capítulo 4

Paso a la etapa superior

Hay diferentes medios para permitirte progresar: la regularidad en tus entrenamientos, por supuesto, la paciencia (no debes comenzar con un maratón) y la participación en una carrera... Pero sé indulgente contigo misma y no intentes correr de golpe grandes distancias con intensidad... busca más bien el placer. Es el mejor método para integrar esta nueva práctica en tu modo de vida. Y piensa siempre que, como las más experimentadas, conocerás como cualquier atleta sesiones más duras donde no notarás buenas sensaciones y eso por diversas razones (falta de sueño, mala alimentación, problemas cotidianos...). Si lo aceptas mantendrás intacta tu motivación. Así podrás perseverar y progresar.

Corro más de una hora por semana

Regla de oro: la asiduidad

¿No consigues correr más de 10 minutos seguidos? ¡No te preocupes! Con un poco de asiduidad, conseguirás hacer grandes progresos. En efecto, a fuerza de practicar, el organismo se adapta al esfuerzo. ¡Entonces no te hagas la perezosa! Ponte las zapatillas para ir a buscar cruasanes el domingo por la mañana. Más vale entrenarte varias veces poco rato que pocas veces durante mucho tiempo. Luego, cuando le hayas cogido el gustillo, tratarás de correr más a menudo. Es el efecto running: «la borrachera del corredor». Además, cuanto más regularmente te entrenes más te gustarán las salidas. Pero si te saltas las ocasiones de ir a correr, más difícil te resultará a ti, y tu trasero... recaerá. ¡Así que no lo dejes, vamos allá!

El entrenamiento fraccionado para progresar

Es un ejercicio que cualquier corredor consumado conoce e integra en su entrenamiento para progresar. Se trata de alternar fases de carrera a paso rápido y otras más lentas. El fraccionado permite desarrollar la velocidad, la capacidad cardiaca y la resistencia. ¡Es indispensable para mejorar! Ejemplo de fraccionado: 2 serie de 4 veces 30 segundos de carrera rápida alternando con 30 segundos de carrera lenta, con 3 minutos de recuperación (al trote) después de cada bloque.

La versión «verde» del entrenamiento: el fartlek

Como el fraccionado, el fartlek consiste en alternar fases de sprint con fases más tranquilas. Pero se realiza al aire libre y el corredor puede aprovechar el ambiente para «jugar» con el relieve, la naturaleza del suelo, los cambios de ritmo, etc…

Me fijo un objetivo, un desafío… ¿corremos?

Para motivarte y entrenarte, fíjate objetivos: correr 5 km en media hora, inscribirte en una carrera de 5 o 7 km… En la primera competición, te sentirás un poco tensa, pero sin duda encantada de encontrarte en la línea de salida, y más aún de pasar la línea de meta. Es el momento de superarte para ir más allá, y darte cuenta que un buen entrenamiento es muy útil. Ideas para motivarte: estar acompañada por una amiga, un colega, unos parientes… Además, las carreras femeninas son numerosas (ver pág. 66), entre La Parisienne, las carreras de Madrid, de Zaragoza, de Valencia, de Vitoria… Incluso puede ser la oportunidad para un fin de semana entre amigas.

Variar los terrenos y los desniveles

Senderos, pista de estadio, asfalto, planicie, bosque o montaña… Todos los terrenos y desniveles hacen progresar. Variar los recorridos permite que el cuerpo aprenda todo tipo de esfuerzos novedosos. Correr en la montaña constituye un excelente ejercicio de refuerzo muscular y cardiaco. Saltar en la arena, descalza, refuerza también los miembros inferiores (pantorrillas, nalgas...). En fin, para progresar, ¡varía los terrenos de juego! Para evitar lastimar tus articulaciones, o lesionarte, elige suelos blandos (hierba, por ejemplo).

4 ejercicios para estimular tus zancadas

Todos los corredores sueñan con unas zancadas ligeras y sin embargo muy eficaces, como las de Usain Bolt. Estos ejercicios que puedes practicar regularmente (lo mejor sería una vez por semana) después de un pequeño calentamiento, apuntan a reducir el tiempo de apoyo en el suelo y a aumentar la fuerza y la amplitud de las zancadas. A cada paso, se ganan algunos centímetros, lo que en una larga distancia marca la diferencia. Debes practicarlos además de los famosos talones/nalgas y levantamiento de rodilla que ya hemos descrito (ver pág. 23).

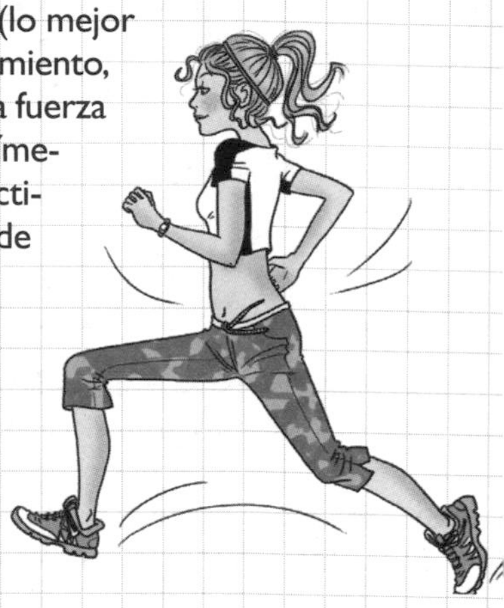

El paso con brinco: toma un poco de impulso, luego encadena 10 o 12 saltos dinámicos hacia arriba, levantando bien las rodillas y cayendo suavemente sobre la planta de los pies. Realiza un balanceo exagerado de los brazos a cada salto (brazo adelante opuesto a la pierna delante) y vigila para tener un buen apoyo cada vez que colocas el pie en el suelo, para acelerar el movimiento. Tu busto debe quedar perpendicular al suelo, tu rodilla flexionada en ángulo recto. Realiza 3 o 4 series y vuelve caminando para recuperar.

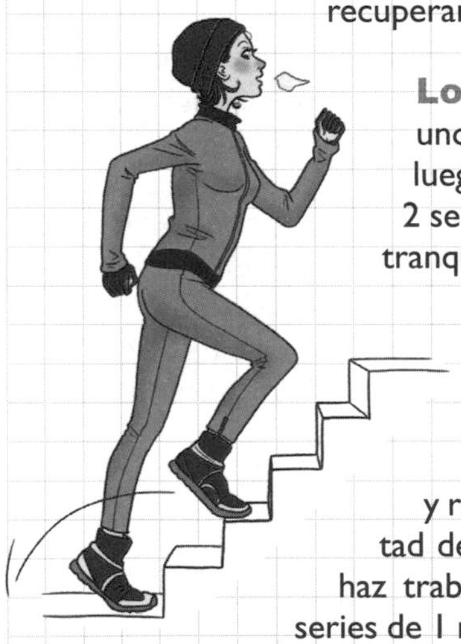

Los escalones: en el estadio o en la ciudad, sube los escalones uno a uno lo más rápidamente posible para trabajar la frecuencia, luego en un segundo tiempo, para trabajar la amplitud. Realiza 2 series de subidas de 20 a 30 metros de largo y vuelve a bajar con tranquilidad.

Saltar a la cuerda: con los pies juntos, apoyada sobre la parte delantera del pie, piernas apretadas, cuerpo recto, salta con una cuerda a una cadencia regular y rápida, sin caer. Si deseas aumentar la dificultad del ejercicio, levanta las rodillas más alto o haz trabajar las piernas una tras otra. Realiza 3 series de 1 minuto (pies juntos, luego un pie tras otro) con 30 segundos de recuperación después de cada serie.

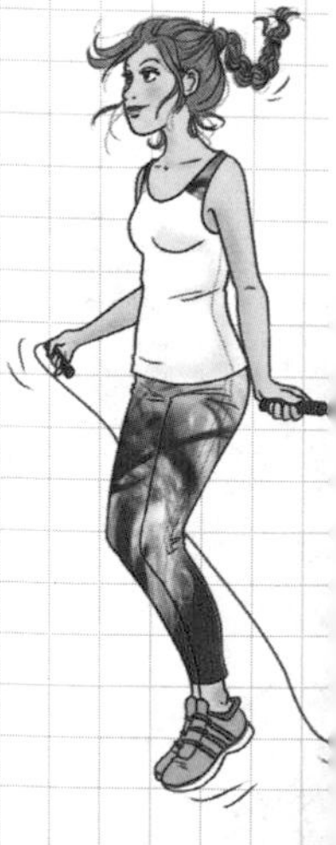

La carrera en subida: abajo de un desnivel de alrededor del 5 % de un terreno liso, toma impulso (siempre en la parte delantera del pie) luego trata de mantener la rapidez de subida en una distancia de 30 a 60 metros. Haz 2 series de 3 subidas con una recuperación y camina cuando bajas.

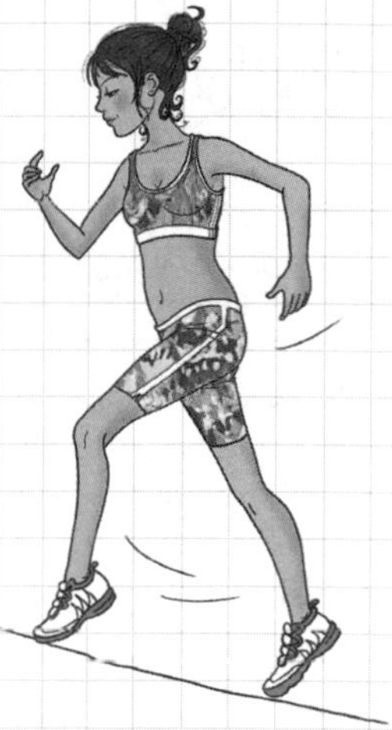

El Yogging para correr mejor

Cuando se corre regularmente, el cuerpo tiende a tensarse. Por eso, Jennifer Aknin, profesora de yoga y directora de la carrera La Parisiennne, creó el Yogging, una disciplina que ayuda a reforzar y relajar el cuerpo, en particular a nivel de la pelvis y las caderas.
En el Yogging, se trabaja lentamente, en estático, sobre apoyos para sentir mejor la postura y sus desequilibrios. Se aprende también a abrir la caja torácica para respirar a todo pulmón, reforzar la espalda, evitar los problemas lumbares y correr de manera más relajada. Con una práctica regular, se recupera más fácilmente entre las sesiones y se disminuyen las agujetas de los entrenamientos más difíciles.

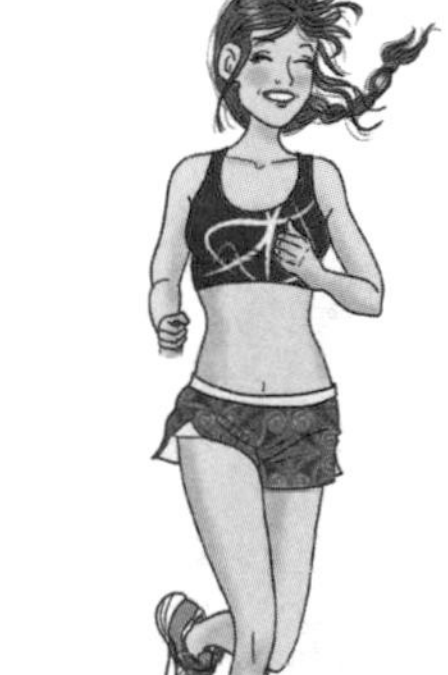

Testimonio de una corredora

«A medida que corro, siento cada vez más placer. Durante mucho tiempo, practiqué la danza clásica y estaba inscrita en una sala deportiva desde hacía tres años. Cansada, busqué otro deporte, comencé la natación, el boxeo y la carrera: ya había hecho un 10 km y me había encantado. Finalmente, me inscribí en un club de atletismo cerca de mi trabajo. Al cabo de cuatro meses de entrenamiento, comencé a sentir los beneficios de mi asiduidad y me siento cada vez más motivada. Correr en grupo es mucho más agradable que hacer deporte en una sala: ¡todos charlamos! Además, el entrenador prevé un programa adaptado a cada uno y da muchos consejos. ¿Mi objetivo para 2015? Volver a hacer 10 km pero esta vez, ¡bien entrenada!» **Annalisa, 27 años, Lyon**

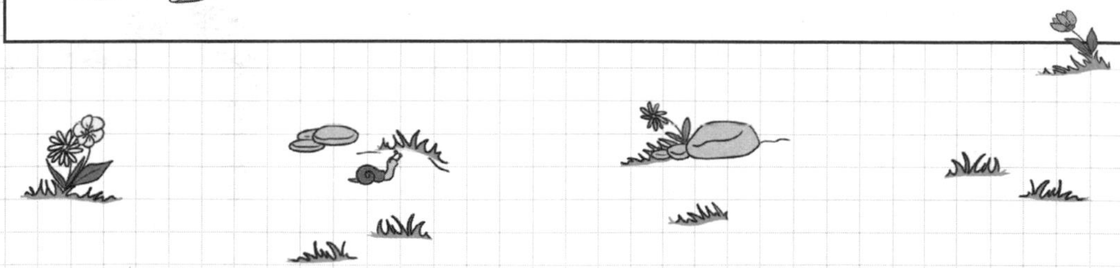

Adopto la buena postura

Los brazos sirven de balancín

Durante la carrera ¡utiliza los brazos! Te ayudarán a no perder el equilibrio y a propulsarte, sobre todo en subida. Hazlos pasar alternativamente adelante y luego detrás de la cadera, como un balancín, y sin que los puños sobrepasen el eje de carrera. Pero, como en el caso de la respiración, no te focalices demasiado, deja que el movimiento sea natural, sobre todo porque un balanceo excesivo (como el del ski de fondo) podría cansarte rápidamente. Lo esencial es estar bien relajada pero contrayendo un poco la parte superior del cuerpo.

Un apoyo sólido

¿Cuando corres, te oyen a 1 km a la redonda porque tus pies golpean el suelo con mucho ruido? No solamente corres el peligro de lesionarte porque no amortiguas los choques sino que no utilizas tus pies como resortes naturales. Para remediarlo, debes reforzar tu arco plantar y vigilar para «mover» el pie. Entrénate algunos metros en línea recta: empieza por el talón, luego la planta del pie y finalmente la punta y vuelve a hacerlo. No es un gesto perfecto (los profesionales prefieren un apoyo en la parte delantera del pie, así como los adeptos de las zapatillas minimalistas) pero es aquello por lo que hay que empezar porque es lo menos traumatizante para el cuerpo y lo más eficaz.

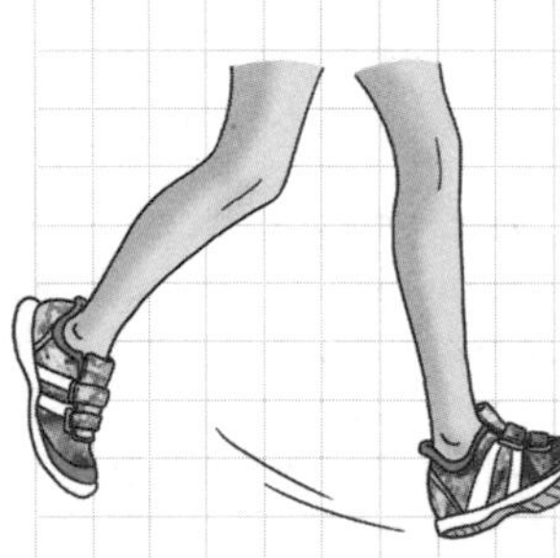

La cabeza alta

Al correr, evitar mirar tus pies porque puedes chocar contra algo, pero también desequilibrar tu postura. Con la cabeza gacha, tendrás tendencia a inclinarte hacia delante y no mantener la parte superior e inferior de tu cuerpo en el mismo eje. Tendrás dolores en la nuca y los hombros después de correr. La posición ideal: trata de mirar recto delante de ti a una distancia de 15 a 20 metros, enderezando el busto y bajando los hombros... Esto cambia todo y permite disfrutar del paisaje y de los transeúntes (por ejemplo, unos bomberos guapos que se entrenan)...

Me motivo

Falta de tiempo, lluvia, frío, un poco de viento… Siempre se encuentran excusas para no ir a correr, sobre todo en periodo invernal… He aquí algunas soluciones para combatir y a pesar de todo ponerte las zapatillas, porque te has convertido en una profesional…

¡Llueve!

La lluvia en ningún caso impide la carrera. Además, nunca se ha anulado ningún maratón o partido de futbol a causa de la lluvia. Además, nada es más bonito que ir a desafiar la tormenta… Una vuelve de su jogging vigorizada, con las mejillas diez veces más rosadas que antes, y ¡dispuesta a escalar el Everest! Por supuesto, debes vestirte correctamente para apreciar la carrera: ropa impermeable, chubasquero con capucha y zapatillas transpirables.

¡No tengo tiempo!

¡Sí, tú puedes! ¿Cómo hacía el presidente Obama para correr todos los días? Ciertamente, no tenía que hacer las tareas del hogar, pero multiplicaba las reuniones y los viajes al extranjero, sin eludir la regla que se había fijado: un pequeño footing cotidiano. Así que, levántate un poco antes para ir a correr, haz running durante la pausa de la comida o vuelve de tu trabajo corriendo… La carrera a pie es el deporte que menos tiempo lleva.

¡Estoy cansada!

Una vida trepidante, un trabajo agotador, los niños, la pareja… La vida de una mujer no tiene sinecura y la fatiga forma parte de ella. Esto no es una razón para renunciar a la sesión de footing porque, justamente, ir a correr da más energía: después siempre te sentirás mejor.

¡Hago todo lo posible para que mi pareja me acompañe!

Si tu compañero es muy deportista y si 10 km no le asustan, hazle llevar además un chaleco lastrado con 5 o 10 kilos, o ponle pesas en los tobillos (¡sí, existen!) o bien intentad juntos un *run & bike* (carrera + bici)…

Por el contrario, si es perezoso, convéncelo con la promesa de una cena con candelabros, una sesión de cine juntos o un cuerpo de ensueño también para él... o bien un bono para un masaje...

¿Y si intento el run & bike?
Mientras uno corre el otro pedalea y cuando uno de los dos se cansa, ¡cambian! La bicicleta traumatiza menos el cuerpo porque es un deporte «en el que te llevan» aunque fortalece los músculos de los miembros superiores. Y también se varían los placeres.

¿Puedo seguir corriendo si estoy embarazada?

La opinión de la especialista, la doctora Catherine Ouziel-Duretz, médico ginecólogo y obstetra

Durante los primeros cinco meses de embarazo puedes correr suavemente, sobre la hierba, y no durante mucho tiempo, salvo si has aumentado mucho peso, si sientes tensiones a nivel del vientre o si presentas una patología del embarazo (hipertensión arterial, desprendimiento de la placenta, cuello del útero corto...). Antes de lanzarte, pide consejo a tu médico. De todas maneras, se recomienda moverse durante el embarazo por tu salud y bienestar y por el del bebé y para limitar el aumento de peso. Las actividades más aconsejadas son la caminata, la natación, la gimnasia suave o el yoga.

Testimonio de una corredora

«He recuperado la libertad que había perdido. Siempre me gustó correr. Hice triatlón durante mis años de instituto. Comencé a correr mucho más tarde, después de haber tenido mis hijos, para conseguir dejar de fumar. Pero esta práctica era difícilmente compatible con mis niños pequeños. Sé que solamente la regularidad procura placer. Gracias a una canguro, pude volver y me inscribí en un club que permite trabajar la velocidad y progresar. Con mi marido, también corredor, encontramos toda una banda de corredores al aire libre. Desde entonces, soy una adepta de las carreras en montaña y tengo la impresión de recuperar una libertad perdida. También me permite mantener la línea y comer lo que quiero sin muchos problemas. Hoy, por cuestiones de rendimiento vigilo lo que como. Cuando se hace deporte, uno tiene más ganas de cuidarse, me acuesto pronto y recupero mucho mejor. ¿Mi próximo desafío? Dos carreras «naturaleza» de 74 y 58 km con 5.000 metros de desniveles en Alsacia, mi región.» **Eva, 37 años, Biblisheim**

Los mejores trucos para estar motivada y seguir estándolo

Encuentro otros corredores (clubs, asociaciones)

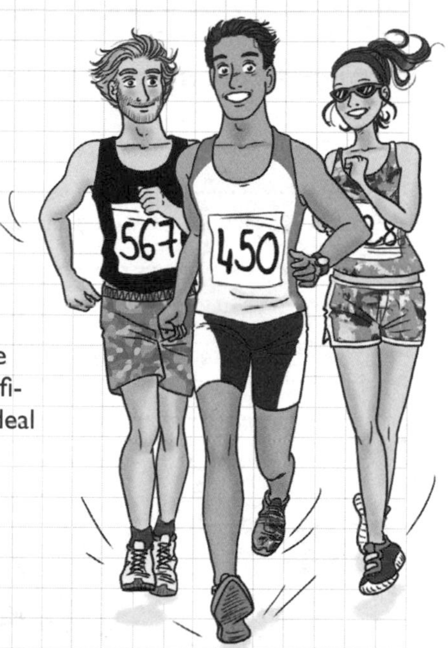

Frente a las obligaciones profesionales y/o familiares, es grande la tentación de anular una sesión de running. Pero si corres acompañada por amigos se motivarán recíprocamente. ¿Cómo hacer? Reúne a tus amigas más deportistas y explícales los beneficios del running. Y luego, si son dos o más, los entrenamientos son más fáciles: los intercambios y las bromas hacen olvidar el esfuerzo físico y no se ve pasar el tiempo. Si no encuentras a nadie para acompañarte, inscríbete en un club de atletismo.. El entrenamiento en grupo con un coach cualificado procura al mismo tiempo seguridad y emulación. Es ideal para aprender las bases y evitar las lesiones.

Me adhiero a una comunidad virtual

Los blogs y los foros sobre el running pululan en Internet. ¡Inscríbete! Es ideal para encontrar amigas de carrera (o el príncipe azul), pero también para compartir sus trucos y consejos, la experiencia de corredor…

Algunas páginas recomendadas
https://runfitners.com/
http://running.es/
https://lapaginadelcorredor.blogspot.com.es/2017/06/las-claves-para-unirse-la-tendencia-del.html

Escucho música

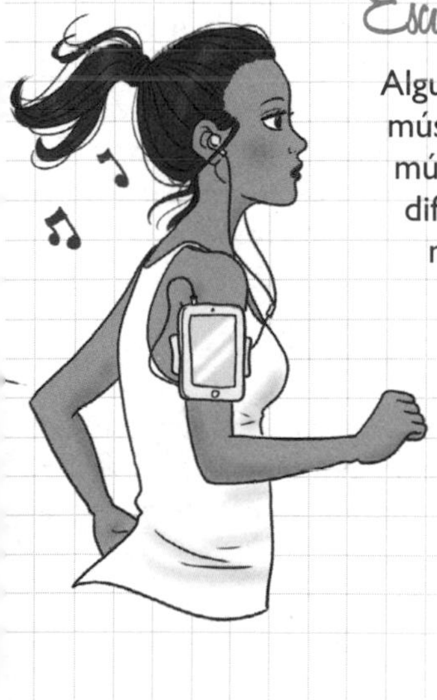

Algunos son adeptos a correr con música, y otros no. Hay que reconocer que una música rítmica puede ser muy alentadora y, en los momentos difíciles, una pieza apreciada da entusiasmo. Para aprovechar al máximo este efecto, prepárate una lista musical de infierno, con «buenos sonidos»: se encuentran también en running en Internet (especialmente en Deezer) o en las agendas prácticas de la revista femenina de deporte *Vital*.

Para variar la intensidad del esfuerzo, opta por músicas con diferentes tempos, ideales para alternar fases de aceleración y fases de recuperación.

¿Qué piezas querrías escuchar durante un footing?
Vamos, te ayudamos: Tu fiesta, de Stromae; A Sky Full of Star de Coldplay, Magic in the Air, de Magic System, Hung up de Madona y... muchas otras.

Anoto aquí mis canciones favoritas «especial running»

....

....

....

....

....

....

....

....

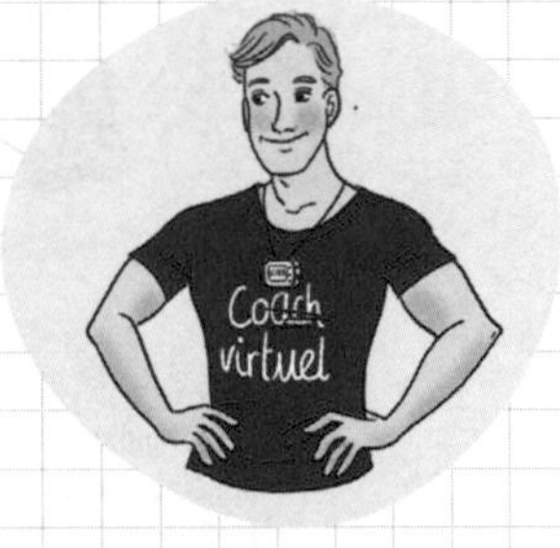

Me equipo con algunos cacharros de alta tecnología

¡Para tragar más kilómetros, corre a la moda! Existen hermosas innovaciones para ayudarte o divertirte, por ejemplo, los relojes que miden la distancia recorrida, la velocidad, la frecuencia cardiaca (siempre que dispongas de un cinturón pulsómetro alrededor del pecho o un reloj miCoach Smart Run® de Adidas, uno de los únicos relojes que miden la frecuencia cardiaca en la muñeca)... También puedes recurrir a aplicaciones sobre el Smartphone para seguir su entrenamiento, beneficiarte de un coach virtual vocal que te da informaciones sobre tu progresión, fijarte objetivos de resistencia o incluso medirte con un corredor virtual o compartir tus hazañas en las redes sociales. ¡Tecnologías que hay que adoptar!

Me repito que es bueno para la salud (física y mental)

Disminución de enfermedades cardiovasculares, de osteoporosis, de artrosis, de depresión y de insomnio, mejora del tránsito y la circulación sanguínea... La práctica regular de la carrera a pie es beneficiosa para la salud y la moral además de afinar la silueta, lo que no dejaremos de repetir.

Me organizo

Para no tentarse y anular el jogging, planifica tus sesiones en tu agenda. Con una rutina estricta es imposible fallar. Por ejemplo, tal día, modifica tu despertador de media hora; otro, utiliza tu pausa a la hora de comer o de las actividades extraescolares de tus hijos para calzarte las zapatillas. Haz una cita con una amiga o tu vecina por la tarde para dar una vuelta por el barrio... No olvides tener en tu trabajo, o en el maletero de tu coche, tu ropa de running y tu par de zapatillas.

Me lanzo un desafío (una carrera)

Para motivarte, nada mejor que fijarte un objetivo: una carrera. Todo el mundo es capaz de correr un 5 km, ¡sí, sí! La Parisienne, una carrera femenina de 6,6 km que se desarrolla en la capital francesa en septiembre, es una carrera accesible a todas las mujeres (ver http://www.laparisienne.net/). La clave del éxito es la regularidad. Se va poco a poco pero no se abandona. Trata de entrenarte dos veces por semana (tres sería mejor) aumentando la duración de tus salidas poco a poco. Las corredoras regulares pueden intentar el 10 km, y las muy aguerridas una media maratón. Lo esencial es fijarse un objetivo razonable, a tu alcance, para no desalentarte ni lesionarte. ¡Inscríbete con tus amigas, es mucho más divertido!

Llevo un cuaderno de entrenamiento

Otra fuente de motivación: anota tus salidas de running (duración, rapidez, desniveles...) tus tiempos de entrenamiento y de carrera en un cuaderno, o para las más apasionadas, con un reloj cardiaco que conectarás a Internet. Al hacer la cuenta de los kilómetros recorridos durante algunas semanas, constatarás que tus tiempos mejoran, y sentirás una enorme satisfacción que contribuirá a aumentar tu confianza en ti misma y tu motivación.

¡Correr, el arma antiestrés!

Nada mejor que el deporte y, en particular el deporte de resistencia, como la carrera a pie, para evacuar el estrés. Al correr, se segregan endorfinas, hormonas del bienestar, pero también serotonina y dopamina, moléculas que contribuyen también a esta sensación de ebriedad del corredor. Se aprende a relajar el cuerpo, pero también la mente. Muy pronto, la carrera permite eliminar el estrés, los problemas, incluso encontrar las buenas respuestas a tus interrogantes, ya sean de orden familiar o profesional. Para un placer total, no olvides observar la naturaleza, oler el aroma de la hierba recientemente cortada, la brisa marina o el aire de la montaña... ¡En fin, ofrécete un chute de plenitud!

Capítulo 5

Mi alimentación especial running

La clave del rendimiento es una buena nutrición. Ahora que estás a punto de convertirte en una verdadera atleta, es más importante que nunca alimentarte para maximizar tu resistencia, recuperar bien y mantenerte en forma. Para las que no tienen una dietética irreprochable, esto exige al principio algunas concesiones, como disminuir su consumo de comida rápida, de alcohol o de pastas para untar. Pero rápidamente se puede conseguir sin sufrir: al final se busca el mejor carburante para alimentar bien el cuerpo. No hace falta ser nutricionista para conocer los principios de base, que son bastante simples. He aquí lo que tienes que poner en tu plato para mantenerte en la cima.

Las 10 categorías de alimentos que debes privilegiar

1. Feculentos en cada comida por el carburante

Ricos en hidratos de carbono (o glúcidos) los feculentos proporcionan el «carburante» cuando los músculos los transforman en glicógeno. Más vale no privarse de estos alimentos, sobre todo la víspera de una carrera, aunque numerosas mujeres prefieren evitarlos por miedo a engordar.

Se trata de patatas, boniatos, pasta, pan, arroz, sémola, lentejas, maíz, guisantes, garbanzos, quinúa, cereales…, Es mejor escoger, si es posible, que sean completos o integrales: son más ricos en fibras y contienen igualmente vitamina B1 que permite que el organismo utilice bien la energía que aportan.

Puedes sazonar estos feculentos a tu gusto: un chorrito de aceite de oliva en el puré, cebollino, cilantro o salsa de soja en un bol de arroz… Ya verás que los glúcidos son buenos: se pierden las ganas de picotear después de un platazo de pastas. Hay que consumir alimentos que tienen glúcidos en todas las comidas, sobre todo si haces deporte con regularidad. Alrededor del 55% de tu aporte calórico diario debe estar compuesto de glúcidos en caso de entrenamiento intensivo.

2. Proteínas para recuperar bien

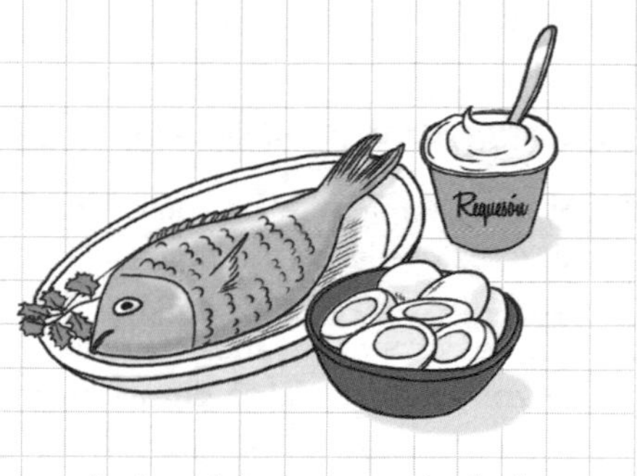

Las proteínas sirven en prioridad para mantener y reparar la máquina, de la misma manera que los glúcidos son indispensables para que esta funcione. Constituyen los componentes estructurales principales del tejido muscular y son particularmente importantes para los atletas porque permiten que los músculos se desarrollen. Alrededor del 15% de tus aportes diarios deben provenir de fuentes de proteínas: el pavo, el pollo, los pescados grasos, las legumbres (soja, lentejas, judías secas...), el tofu, los huevos, el queso blanco... Los frutos secos y oleaginosos (almendras, cacahuetes, avellanas, nueces, anacardos, piñones, pistachos) también son buenas fuentes de proteínas porque contienen entre 15 y 30%.

3. Verduras para «llenar», tener tono muscular y un buen tránsito

Las verduras presentan numerosas ventajas: ricas en agua, en vitaminas y en antioxidantes, hidratan y contribuyen a una buena forma y una buena recuperación después del esfuerzo. Las verduras también contienen fibras que satisfacen y favorecen el tránsito. Hay que consumir al menos cinco porciones de fruta y verduras por día. Más vale escoger verduras frescas, de temporada, y si es posible, biológicas, pero si te falta tiempo no dudes en usar verduras congeladas o en conserva. Sin embargo, me darás la razón si digo que no se tardan cuatro horas en pelar unas zanahorias o cortar unos calabacines y si tienes un robot de cocina aún menos. La cocción al vapor, sin materias grasas es ideal para las verduras.

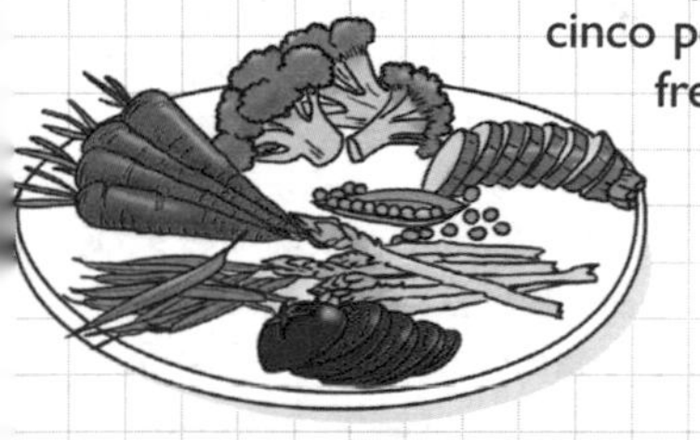

4. Frutas para tener vivacidad

Están llenas de agua, son ricas en minerales y vitaminas incluso las famosas vitaminas antioxidantes A (en forma de betacaroteno), C y E, que limitan los efectos del envejecimiento. Contienen fibras, útiles para el tránsito y son «llenantes», así como fructosa, un azúcar que no perturbará la glicemia ni necesitará insulina para su asimilación. Las frutas están aconsejadas para los deportistas de resistencia antes del entrenamiento, cerca de la salida de una carrera o como colación si tienes un poco de hambre. Más vale sacar una manzana que una barra de chocolate demasiado dulce y grasa. Si optas por las frutas congeladas o en conserva, elimina las que tienen siropes que son demasiado dulces y prefiere las frutas al natural, sin azúcares añadidos. Y consume batidos, zumos de frutas exprimidas, llenos de vitaminas, minerales y fibras.

Receta de batido de plátano/fresa
Echa un vaso de zumo de manzana en un batidor o una licuadora, añade 7 fresas frescas o congeladas, ½ plátano y ½ naranja y mezcla bien. ¡Tómalo enseguida!

5. Oleaginosas y frutos secos para la energía y los nutrimentos

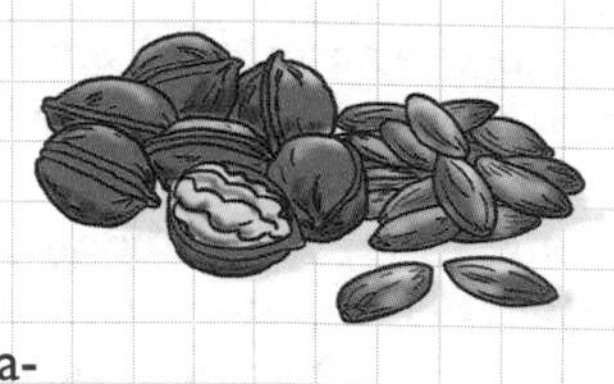

Ricos en vitaminas y en minerales, las oleaginosas (almendras, cacahuetes, avellanas, nueces...) y los frutos secos (pasas, albaricoques o plátano secos...) atenúan la fatiga inherente a nuestro modo de vida estresante. También son aconsejados para los esfuerzos físicos de larga duración. Por cierto, no hay que abusar porque son muy calóricos (600 kcal por 100 gramos aproximadamente), pero un consumo regular de frutos secos y oleaginosos aportan fibras que limitan la absorción de sus calorías (especialmente las almendras), potasio, fósforo, magnesio, calcio, hierro, vitamina E y ácidos grasos insaturados. ¡Si nos privamos nos equivocamos!

6. Lípidos para la energía

Muy calóricos, los lípidos son esenciales para la dieta de un deportista: las grasas mono y poliinsaturadas contienen ácidos grasos que se utilizan para renovar, entre otras, los fosfolípidos de las membranas celulares. Sin esas grasas en nuestra alimentación, careceríamos de algunos elementos nutritivos indispensables. Por el contrario, hay que limitar las materias grasas trans contenidas en las barras chocolateadas, las galletas industriales, los pasteles, las masas hojaldradas, u otras, que favorecen la acumulación de grasa en las arterias y los problemas cardiovasculares.

Para las mujeres, se recomienda consumir alrededor de 70 g de lípidos por día (30 g como máximo de lípidos saturados). Prefiere entonces los ácidos grasos esenciales, los famosos omega 3 y 6 de origen vegetal (aceite de oliva, de colza o de girasol, aguacate o frutos oleaginosos como las olivas, las nueces, las avellanas...) y los pescados grasos (salmón, arenque, caballa, sardina, anchoas...). Sin embargo, debes evitar el consumo de lípidos antes o durante el ejercicio: porque ralentizan la digestión.

7. Fibras por sus múltiples beneficios

Previenen el estreñimiento, satisfacen y ayudan a equilibrar la glicemia y a perder kilos... ¡Las fibras son excelentes! Para consumir suficientemente, apuesta por las verduras, las legumbres, como las habas y los guisantes, las frutas frescas y frutos secos, las oleaginosas (almendras, nueces...), los cereales ricos en fibras, el salvado de avena, el salvado de trigo, la harina de trigo completa... Y no olvides beber mucho: ¡las fibras son eficaces cuando absorben agua!

8. Calcio para los huesos

Para tener huesos sólidos, apuesta por los alimentos ricos en calcio, como los productos lácteos: leche, yogures, quesos... Pero atención, esos alimentos contienen también lactosa, un derivado del azúcar presente en la leche que, cuando se asimila mal, provoca problemas gastrointestinales, gases y diarreas... Los intolerantes a la lactosa preferirán eliminarla de su alimentación y preferirán los lácteos a base de soja o los quesos de pasta dura que no llevan casi nada de lactosa pero son muy ricos en calcio.
De todas maneras, evita consumir productos lácteos la víspera o el día de un entrenamiento o una carrera. Elige los yogures fermentados (que contienen menos lactosa) o los de leche de oveja, porque es más digestiva que la leche de vaca... Se encuentra también calcio en otros alimentos: wakame, sardinas en lata, tofu, brócoli, perejil, almendras, berros...

9. Vitamina C para el tono muscular

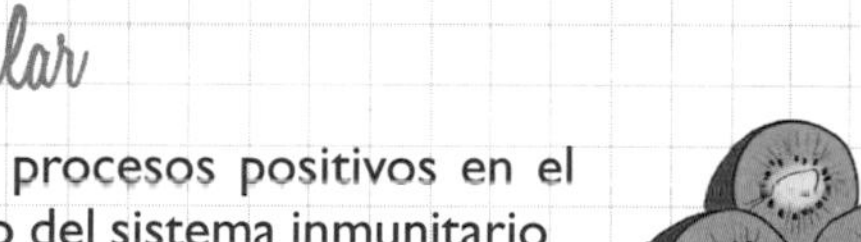

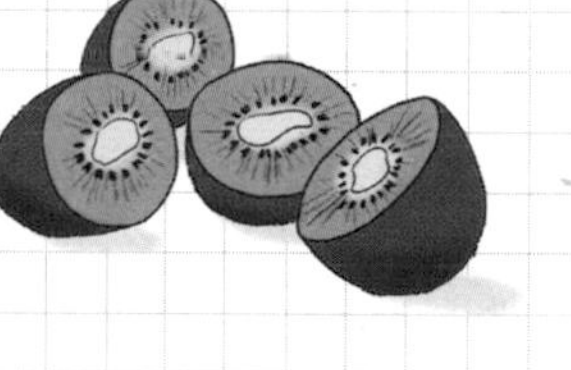

La vitamina C participa en numerosos procesos positivos en el organismo. Contribuye al mantenimiento del sistema inmunitario y activa la cicatrización de heridas así como la formación de glóbulos rojos. Además, posee un efecto antioxidante, y lucha así contra el envejecimiento celular... Es la vitamina milagro. La encontrarás en las frutas y en las verduras muy coloreadas: pimiento rojo, naranja, limón, pomelo, frambuesa, kiwi, fresa, brócoli... Generalmente, el consumo de al menos cinco porciones de frutas y verduras bastan para colmar los aportes nutricionales recomendados en vitamina C. Para preservarla, consume las frutas y verduras crudas, o cocinadas al vapor suave.

10. Hidratarse bien (con agua) antes, durante y después de la carrera

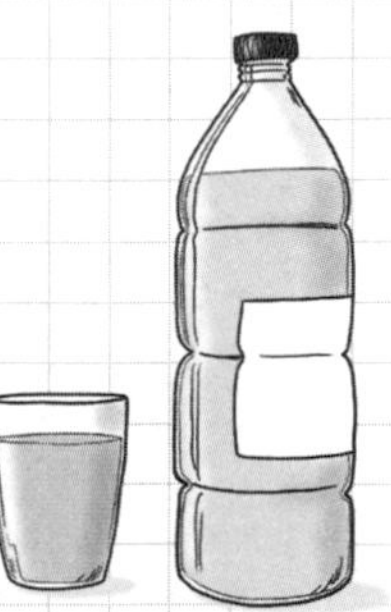

El agua constituye el 50 al 70% del peso total de un adulto. Es esencial para el buen funcionamiento, participa en la evacuación de desechos, regula la temperatura y favorece la resistencia física e intelectual. ¡No bebemos lo suficiente! Según un estudio reciente, una persona cada tres bebe menos de 1 litro de agua por día, mientras que las necesidades hídricas de un adulto son de 2,5 litros. Las consecuencias de una mala hidratación son múltiples: estreñimiento, dolor de cabeza, fatiga, problemas musculares, pérdida de concentración...

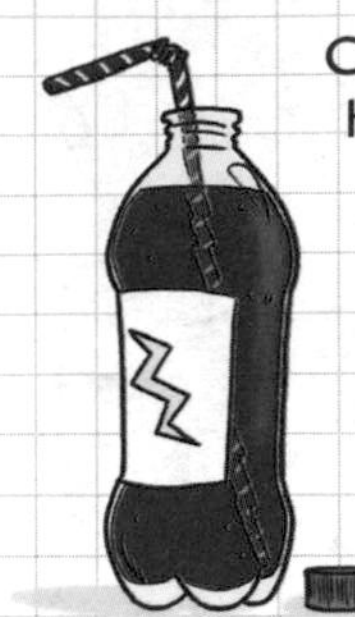

Cuando uno se entrena la pérdida hídrica y mineral es más importante. Por eso hay que calmar la sed antes, durante y después del esfuerzo bebiendo agua (en forma de sopa, jugo, té, café o tisanas) o bien con bebidas isotónicas (para los esfuerzos más prolongados o intensivos), útiles para reemplazar la glucosa y los minerales perdidos por la transpiración. Hay que contar con 500 a 750 ml de agua suplementaria por hora de ejercicio.

Para beber mientras corres, tienes varias opciones: deja una botella en un recorrido en bucle o equiparte con un cinturón portabidón.

Escribe aquí los 5 alimentos que te gustan particularmente y que se aconseja comer regularmente:

....

....

....

....

....

Escribe aquí los 5 alimentos que te encantan pero que tendrías que disminuir:

....

....

....

....

....

¿Qué comidas a lo largo del día?

¿Correr en ayunas hace adelgazar?

Para perder peso, correr por la mañana, en ayunas es una solución. Esta perspectiva puede inquietar, pero una vez probada, encanta. Sin comida en el vientre (apenas una bebida), uno se siente más ligero y aprecia también la tranquilidad exterior matizada por el canto de los pájaros. Además, se quema un máximo de calorías. Pero cuidado, no hay que prolongar este tipo de salida más allá de 45 minutos de esfuerzo si no estás muy acostumbrada... Más allá de 1 hora se puede sufrir una hipoglicemia o una «cetosis» (debido a la degradación de grasas), que puede provocar una mayor fatiga y una recuperación mediocre). Dos entrenamientos en ayunas por semana son ampliamente suficientes si quieres perder 1 o 2 kilos. ¡Después de correr apreciarás mucho más el desayuno!

El desayuno

Primera comida del día, el desayuno es esencial para mantener el ánimo hasta la comida. Tómate entonces tiempo para comer un verdadero desayuno compuesto de una fruta sin exprimir (un kiwi por ejemplo), para una buena dosis de vitamina C y fibras, de un lácteo (yogur fermentado de leche de oveja o de soja enriquecido en calcio), para tener muchas proteínas y calcio, de un feculento (2 rebanadas de pan integral o de cereales integrales poco azucarados), para ganar energía y una bebida (té o café y agua).

Una pequeña colación

Para evitar la falta de energía en el momento del entrenamiento o para no tener una crisis de hipoglicemia, prevé una pequeña colación hacia las 11 si vas a correr a las 12, o hacia las 16,30 h si vas a correr a las 18 horas. Puede ser un plátano, una manzana, un yogur de leche de oveja o un puñado de almendras.

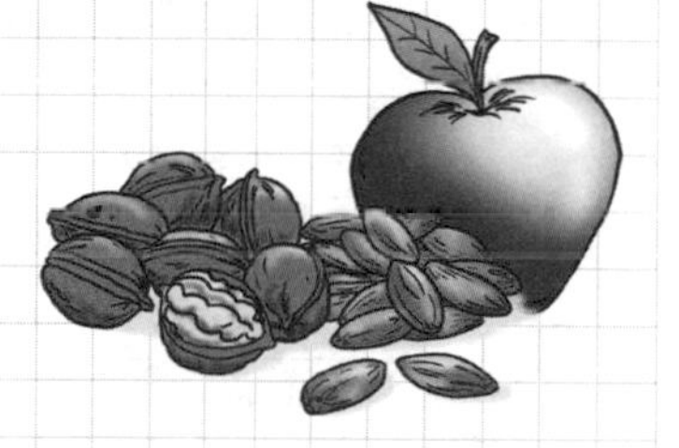

**mo calcular tus necesidades diarias en
ərías?**

tras necesidades calóricas varían según tu edad, tu sexo, tu talla,
eso y tu actividad. Una mujer que tiene una actividad débil
os de 30 minutos de actividad por día) necesita 1.800 kcal por
para cubrir sus necesidades, contra 2.400 a 2.800 kcal para
nes tienen una actividad física más intensa (más de 1 hora de
idad por día). Calcula aproximadamente tus necesidades diarias de
rías gracias a estas páginas en Internet:
://www.caloriasdiarias.es/
://es.calcuworld.com/calculadora-nutricional/calculadora-de-calo-
harris-benedict/

Antes de una sesión de running: ¡cuidado con las comidas pesadas!

Para sentirte tan ligera como una gacela durante tu footing, olvídate de las comidas pesadas: nada de bistec con patatas fritas antes de una sesión, porque te aseguras el dolor de barriga. Consume más bien algo fácil de digerir y, al menos cuenta 2 o 3 horas de digestión después de la comida. Tampoco debes hacer una sesión de entrenamiento intensivo como excusa para tragar todo lo que tengas a mano. A menos de ser una corredora de gran resistencia (esfuerzo de larga duración), tus necesidades diarias no son mucho más elevadas que las de una persona normalmente activa. De lo contrario, cuidado con los kilos de más y el sufrimiento durante el entreno.

¡Cuidado con la hipoglicemia!

A falta de tiempo, a veces olvidamos alimentarnos bien: saltamos el desayuno, nos contentamos con una ensalada al mediodía… Y corremos el peligro de sufrir una hipoglicemia durante el esfuerzo. Esto se traduce por diversos síntomas: palpitaciones, nerviosidad, agresividad, calor, transpiración, temblores (ver pág. 58). ¡Reacciona! Disminuye la velocidad, come urgentemente algo dulce (por ejemplo 3 albaricoques secos) y toma bebidas dulces con regularidad. Si sientes un poco de hambre antes de correr, toma un puñado de almendras y un yogur natural, una manzana o un plátano, o una rebanada de pan integral con un cuadradito de chocolate amargo al 85% de cacao…

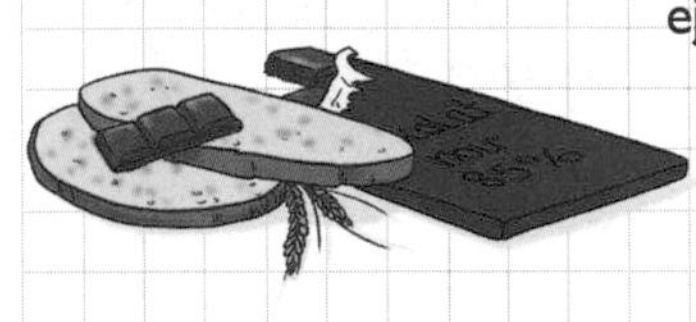

Las necesidades específicas de una corredora consumada

El running: la actividad quema-grasas por excelencia

El running es uno de los deportes que queman más calorías. ¡La prueba en cifras!

Actividad	Gasto calórico por hora (para una mujer)
Marcha a 5 km/h	206
Carrera a 10 km/h	645
Carrera a 12,5 k/h	794
Carrera a 15 km/h	943
Aerobic	745
Ski de fondo a 5 km/h	446
Bicicleta a 25 km/h	342
Natación a 25m/minuto	334
Dormir	61
Estar sentado	77

La carrera a pie es uno de los deportes más «energéticos» y cuanto más rápido se corre más calorías se queman. Una carrera a 20 km/h (la velocidad de los mejores maratonianos) engendra un gasto calórico de 1.924 kcal/h. ¡Esto hace soñar pero también puede motivar!

¡Cuidado con las carencias de hierro!

Es posible que las mujeres adeptas al running tengan carencia en hierro, es decir, que sean anémicas. La anemia se caracteriza por una fatiga, una palidez, una debilidad, una delgadez, un aumento de la frecuencia cardiaca con ahogo anormal en el esfuerzo… Para evitarla, no bebas té durante las comidas, aumenta tus aportes en proteínas animales ricas en hierro (morcilla, conejo, hígado de ave, yemas de huevo, mariscos…). Consume también frutas ricas en vitamina C, que favorece la asimilación del hierro (piensa en el limón: sobre el pescado o como condimento de ensalada o verduras…). Y si tienes mucha carencia, consulta con el médico, que te recetará un suplemento de hierro si fuera necesario.

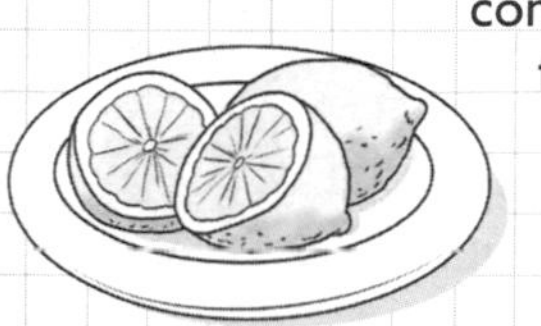

Apuesta por el magnesio y los omega 3 y 6

Como la carencia de hierro, la falta de magnesio se traduce por lo general en una baja de energía, porque ese mineral es indispensable para producirla y para el buen funcionamiento del cerebro, del corazón y los músculos… en fin, todo el organismo. Una mujer debe absorber alrededor de 350 mg/ por día. Se encuentra en la leche y los productos lácteos, las aguas minerales ricas en magnesio (tipo Rozana® o Hepar®, los cereales completos, las nueces, las leguminosas, las verduras verdes con hojas (espinacas…), los frutos secos y —¡esto nos parece fantástico!— el cacao.

Los omega 3 y 6 son ácidos grasos esenciales: nuestro cuerpo los necesita para funcionar. Son beneficiosos para el corazón y la piel, y tienen un papel importante en las reacciones antiinflamatorias y la curación de las heridas. Se encuentra omega 3 en los pescados grasos (arenque, caballa, salmón…) y los aceites de pescado pero también en los aceites y semillas de lino. Se encuentra omega 6 en los aceites de pepitas de uva, de girasol, de germen de trigo, de nuez, de borraja o de onagra.

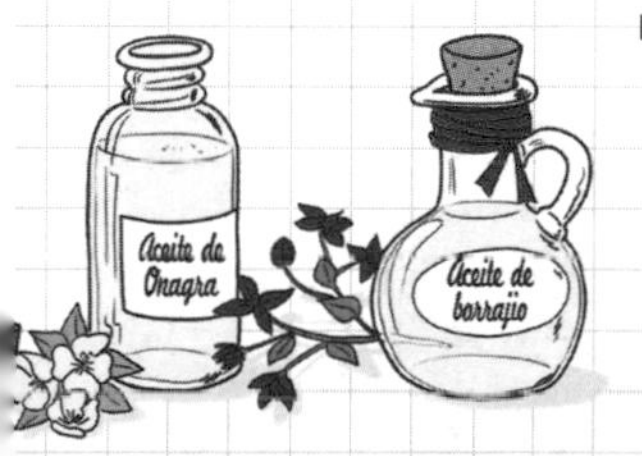

¿Qué comer la víspera de una gran carrera?

La víspera de una competición no devores todo lo que tengas delante con el pretexto de que corres al día siguiente. Tampoco aproveches para hacer una razzia sobre la pasta a la carbonara y evita probar un nuevo plato raro o demasiado especiado… ¿Lo ideal? Alguna pasta o, incluso mejor, arroz o quinúa (cereales muy digestivos) con un poco de jamón o pollo, es decir azúcares lentos para el carburante y proteínas para los músculos. Es la asociación ideal para colmar tu apetito sin darle problemas al estómago. Al día siguiente, haz el desayuno habitual suprimiendo el lácteo que es poco digesto.

Barras y bebidas energéticas, geles para el esfuerzo: ¿qué creer?

La opinión de la especialista, Corinne Peirano, dietética y nutricionista del deporte

Aconsejo utilizar las barras energéticas como colación antes del esfuerzo para completar el almacenamiento de glicógeno o durante un footing en caso de necesidad de recarga energética, en prevención de una hipoglicemia. Hay que elegirla entre las poco grasas: una barrita de cereales con frutas, acompañada con agua, es una buena elección para ser eficaz en el entrenamiento o en una carrera. Otra opción: beber regularmente durante el esfuerzo una bebida energética llamada «isotónica», es decir con una composición idéntica al plasma sanguíneo para facilitar la absorción. También se pueden prever las dos cosas alternativamente durante una salida larga.

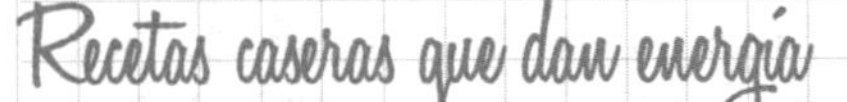

¡Anímate a hacerlas en casa! Es mejor, menos caro y podemos decir «¡Lo he hecho yo!»

Pastel energético casero

Ingredientes

250 g de harina completa
1 vaso de leche o, mejor, 1 yogur (que contiene menos lactosa)
3 cucharaditas de bicarbonato de sodio (para el efecto levadura química y de mejor digestión)
6 cucharadas soperas de azúcar moreno
5 cucharaditas de miel.
Opción: pepitas de chocolate, plátano o frutos secos (albaricoques, pasas, higos, nueces, avellanas…)

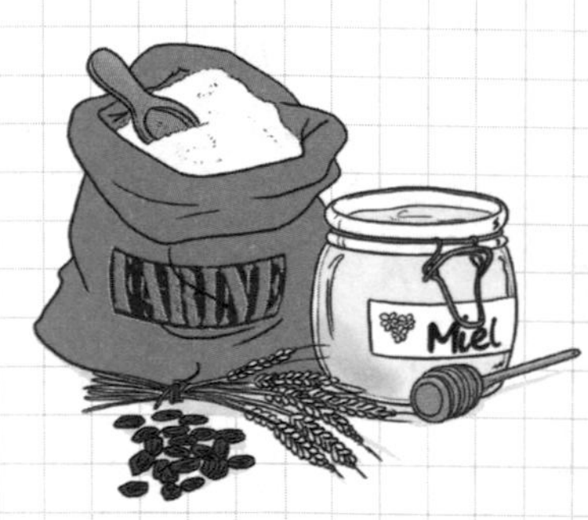

Preparación

Mezcla la harina, la leche, el bicarbonato y el azúcar hasta que la mezcla esté bien homogénea (ayúdate con un batidor o un mixer). Añade la miel y eventualmente las pepitas de chocolate, pequeños trozos de plátano o frutos secos. Mete al horno a 150 °C (termostato 5) y deja hornear entre 35 y 45 minutos.

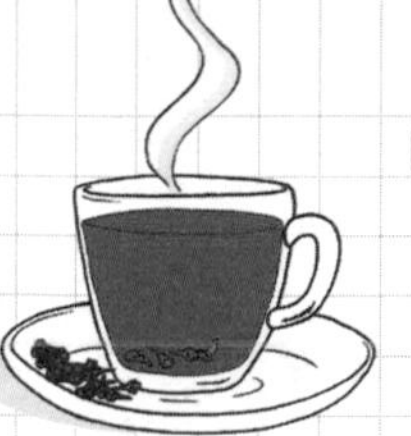

Bebida isotónica casera

En 1 litro de agua añade 30 a 60 g (según el clima: 30 si hace calor y 60 si hace frío) de azúcar moreno o de miel, el jugo de un limón y 1 g de sal. Mezcla y degusta.

Barra energética de almendras y dátiles (sin gluten)

Ingredientes

250 g de almendras en polvo
100 g de sirope de agave
50 g de sésamo
50 g de boniato cocido al vapor
algunas almendras machacadas
3 o 4 dátiles (alrededor de 30 g)
1 pizca de sal

Preparación

Corta los dátiles en trozos pequeños. Añade los otros ingredientes y mezcla. Reduce el boniato a puré y añade a la preparación precedente. Mezcla bien. Estira la pasta obtenida en una placa y ponla en la nevera toda la noche. Al día siguiente, basta con cortarla en barritas.

Barra de frutos secos (sin huevo y sin gluten)

Ingredientes para 4 barras de unos 45 g

30 g de almendras enteras
30 g de pistachos sin sal, sin tostar
20 g de semillas de girasol
5 g de semillas de sésamo
5 g de coco rallado
30 g de pasas (tipo pasas de Corinto)
20 g de albaricoques secos
5 g de azúcar moreno completo
10 g de sirope de agave
2 cucharaditas de aceite de girasol o de colza
20 g de agua
40 g de harina de cereales sin gluten (arroz, milo, quinúa)
1 pizca de sal

Preparación

Machaca todos los ingredientes oleaginosos. Corta los albaricoques en dados pequeños. Mezcla todos los ingredientes, añade la harina. Forma barras en la placa del horno recubierta con papel sulfurizado y mete al horno durante 20 minutos a 200 °C (termostato 7). Deja enfriar antes de comer. Estas barras pueden conservarse varias semanas porque no llevan huevo.

8 trucos para perder peso corriendo

1. Como solamente 3 comidas por día y ceno temprano

Haz tres verdaderas comidas por día y evita de saltarte ninguna para no «sucumbir». Si es posible, no comas entre comidas porque corres el riesgo de caer en el picoteo de alimentos demasiado dulces, demasiado salados o demasiado grasos. Puedes autorizarte una o dos colaciones dietéticas durante el día, sobre todo si vas a correr. Para terminar, trata de cenar temprano: las calorías ingeridas después de las ocho de la noche se almacenan más fácilmente en forma de grasas.

2. Me tomo tiempo para masticar bien

Tómate el tiempo de comer con tranquilidad: hacen falta 20 minutos desde el comienzo de una comida para que el cerebro envíe un mensaje de saciedad («no tengo más hambre, dejo de comer»). Mastica bien (al menos 20 veces cada bocado) para embeber perfectamente los alimentos de enzimas salivares: la digestión comienza en la boca.

3. Como pequeñas cantidades

Come pequeñas cantidades, en platos más pequeños por ejemplo, y no te vuelvas a servir.

4. Lleno mi plato de verduras

Idealmente, a cada comida, la mitad de tu plato debe estar compuesto de verduras, si es posible muy coloreado para multiplicar los aportes antioxidantes. Son ricas en vitaminas, minerales y fibras que prolongan la sensación de saciedad y favorecen el tránsito intestinal.

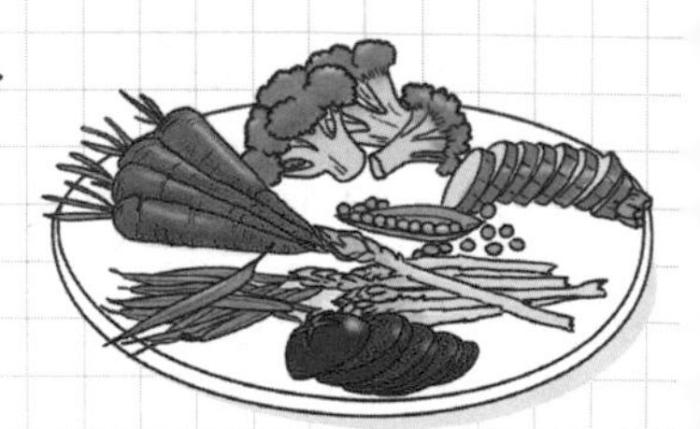

5. Limito las materias grasas (mantequilla y aceite)

En cuanto a las materias grasas sé prudente: unta menos mantequilla en el pan (una fina capa basta) y utiliza menos aceite cuando cocines. Limita también las patatas de bolsa y los productos de comida rápida que están llenos de azúcares, sal, grasas y otros aditivos.

6. Freno los postres y las golosinas

Constituidos esencialmente de azúcares y grasas trans o saturadas, los postres y las golosinas no deben formar parte de tu consumo cotidiano, sino reservarlos para las grandes ocasiones.

7. ¡Siempre con mi manzana!

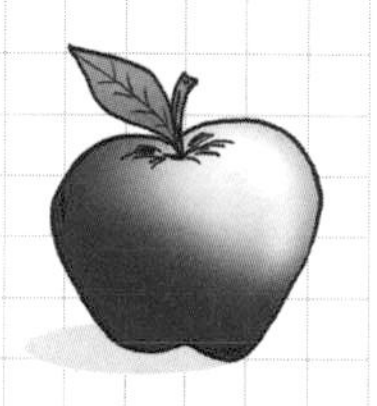

Antioxidante, rica en fibras, corta-hambre confirmado, la manzana es la fruta ideal. Hidrata y contiene también potasio, magnesio y fructosa, un glúcido muy útil para mantener el esfuerzo físico. Disminuye la absorción de colesterol y lípidos del intestino y baja el riesgo de cáncer de colon. ¡Hay que comer manzanas!

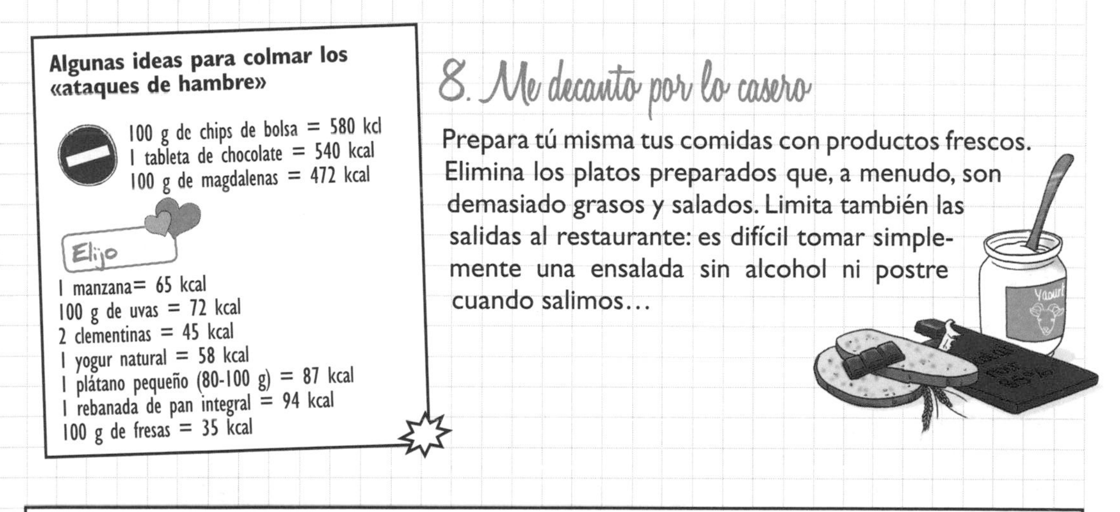

Algunas ideas para colmar los «ataques de hambre»

100 g de chips de bolsa = 580 kcl
1 tableta de chocolate = 540 kcal
100 g de magdalenas = 472 kcal

Elijo

1 manzana= 65 kcal
100 g de uvas = 72 kcal
2 clementinas = 45 kcal
1 yogur natural = 58 kcal
1 plátano pequeño (80-100 g) = 87 kcal
1 rebanada de pan integral = 94 kcal
100 g de fresas = 35 kcal

8. Me decanto por lo casero

Prepara tú misma tus comidas con productos frescos. Elimina los platos preparados que, a menudo, son demasiado grasos y salados. Limita también las salidas al restaurante: es difícil tomar simplemente una ensalada sin alcohol ni postre cuando salimos…

La opinión de los profesionales

«Cuanto más se acerca la competición más esfuerzos dietéticos hay que hacer: el último mes (pero no mucho antes, porque no podrás aguantarlo), se evitan verdaderamente los alimentos grasos o dulces sin restringirse demasiado. ¡Si uno sucumbe un día ante unas patatas fritas tampoco es un drama!», *Christine Arron, campeona del mundo en 4 x 100 metros de París en 2003 y preparadora física.*

«Evita los lácteos, son alimentos que acidifican el cuerpo. La acidificación del organismo puede estar en la raíz de numerosas patologías y procesos inflamatorios, como la artritis, por ejemplo. Se puede encontrar calcio en otros alimentos, como las verduras y el agua.» *Muriel Hurtis, campeona del mundo en relevos 4 x 400 metros en Paris en 2003 y coach deportiva.*

Capítulo 6

¡Adiós a las pupas!

Frente al dolor, la reacción más frecuente es no escucharlo, rechazar la evidencia y minimizar las consecuencias. En general, la mayoría de los corredores de a pie, en su deseo visceral de correr, interpretan mal esas «llamadas». del cuerpo. Entonces, siguen corriendo. Sin embargo, algunos dolores testimonian de un comienzo de una lesión que, si persistimos en ignorarla, puede agravarse los días o las semanas siguientes. Estos son los dolores más frecuentes que no hay que desdeñar así como sus causas y los modos de evitarlos.

¿Cómo prevenir mis pequeñas lesiones?

Las ampollas

A causa del frotamiento entre la zapatilla y el pie, la piel se calienta, enrojece, la epidermis se desprende y se forma una burbuja con líquido en el interior: es una ampolla. Si no intervenimos, se rompe y se forma una herida dolorosa que puede infectarse.
Para evitarlo, escoge zapatillas a tu talla (ni demasiado grandes ni demasiado pequeñas) y calcetines especiales para running de tejido «técnico» que evacua la humedad y limita la aparición de ampollas.
También debes aprender a preparar tus pies: antes de una sesión o una carrera de larga duración, aplica por la mañana una crema antifrotamientos tipo Nok® de Akileine Sport o el stick antiampollas Compeed® por la superficie del pie masajeando bien. Si descubres enrojecimientos en los dedos del pie no dudes en protegerlos con tiritas especiales estériles, llamadas «segunda piel». Córtate bien las uñas para que no engendren heridas.

Los calambres

Esas dolorosas contracciones involuntarias y pasajeras de uno o varios músculos aparecen de repente, durante un esfuerzo intenso. Las causas son múltiples: insuficiencia de entrenamiento o, al contrario, de recuperación, fatiga muscular, calor y deshidratación, falta de sales minerales o utilización exagerada de complementos proteínicos….
Para evitarlos, vigila bien tu calentamiento y tu estiramiento, bebe regularmente a sorbitos (si es posible aguas con gas ricas en minerales como St-Yorre® o Vichy Celestins. También sala ligeramente tus platos y cuida de que no te falte magnesio (agua con gas Rozana®, agua mineral Hepar®) ni calcio. Tus esfuerzos deben estar a tu altura y tus zapatillas no deben apretarte. Si de todas maneras los calambres te ganan la partida solo hay una solución: ¡detenerte y estirarse!

Las agujetas

Las agujetas son la consecuencia de la aparición de minidesgarros que el organismo trata de reparar creando una microinflamación local temporal. Antiálgicos y antiinflamatorios son eficaces para calmar los dolores pero pueden tener efectos secundarios y están contraindicados para esa molestia benigna.
Para evitarlos y atenuarlos hay dos escuelas: los que preconizan salir a correr al día siguiente tras un esfuerzo importante o una prueba, aun sufriendo, para recuperarse. Otra, la que recomienda poner su organismo en reposo y reparar los microtraumatismos. Lo ideal sería hacer una marcha activa o hacer trabajar los músculos antagonistas, es decir, los músculos opuestos a los que han trabajado y tienen dolor.

El flato

Verdadera plaga para las debutantes (y a veces las corredoras confirmadas, especialmente las que hablan durante el esfuerzo) la punzada en el costado aparece a la izquierda, a la derecha, o en mitad del vientre. Es difícil seguir corriendo. Este dolor un poco misterioso es la manifestación de un calambre del diafragma, el músculo que se sitúa debajo de la caja torácica. Se debe a una mala respiración.
Para evitarlo, prevé correr al menos cuatro horas después de una comida, no eludas el calentamiento y, sobre todo, comienza suavemente y sin hablar (¡ya sabemos que somos unas charlatanas!)…
Para erradicar el flato espira a fondo metiendo el vientre (¿y por qué no apretando sobre la zona dolorosa durante la espiración?), luego inspira con la misma intensidad hinchando el

vientre. Estimulando así el diafragma, soltarás la presión sobre todo el organismo. Repite la operación hasta que el dolor desaparezca.

Las irritaciones

¡Ay! Después de una larga salida, tu piel está irritada por el frotamiento con la ropa. Para evitar esta incomodidad, utiliza textiles específicos sin costuras o con costuras lisas, pega esparadrapo en las zonas sensibles (talones, pezones…) y aplica una crema antifrotamientos. Además, puedes probar tu ropa de correr antes del día D. ¡No vale la pena que una costura mal colocada arruine tu placer!

Las tendinopatías

Es un dolor o una sensación de tironeo detrás del talón, el tobillo o a nivel de la rótula que aparece al comienzo de una carrera y desaparece después del calentamiento. Se debe a una desorganización de las fibras. Ese problema sucede con frecuencia cuando se corre demasiado con relación a las capacidades de su cuerpo, cuando se comienza el fraccionado, o bien cuando se cambia de terreno. La hidratación insuficiente también es un factor que favorece las tendinitis.
Bebe suficientemente, calienta bien antes de una sesión y después no olvides los estiramientos y reserva los tacones para las grandes ocasiones: porque debilitan el talón de Aquiles y la pantorrilla además de aumentar el riesgo de torceduras de tobillos. También puedes envolver la zona dolorida con hielo, que tiene un efecto antiálgico. Si el dolor persiste, deja de correr, consulta al médico… o incluso al dentista. Porque la tendinitis puede deberse a una infección dental.

La hipoglicemia

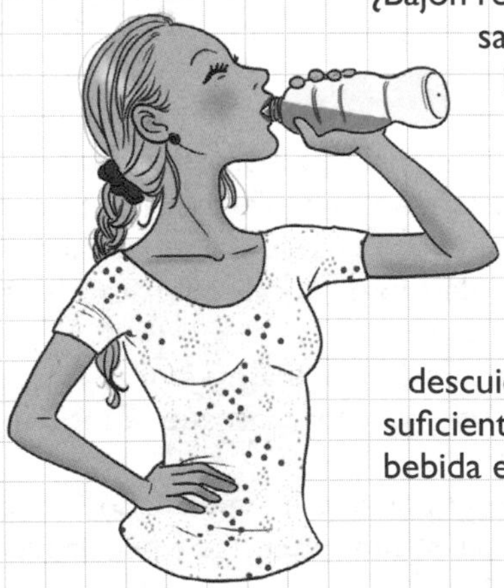

¿Bajón repentino? La hipoglicemia se debe a la falta de glucosa en la sangre ligado a una alimentación diaria desequilibrada o insuficiente, poca o demasiada actividad física, o también un estrés agudo. Se caracteriza por nerviosidad, palidez, cansancio intenso, hambre, malestar… Desaparece rápidamente tras la ingestión de sustancias dulces (azúcar, jugo de frutas, chocolate, barrita de cereales…).
Para prevenirla, come equilibrado durante el día, sin descuidar los feculentos, entrénate progresivamente y bebe suficiente durante el esfuerzo, por sorbitos, eventualmente una bebida energética.

El síndrome del limpiaparabrisas

Esta sensación de quemazón a nivel del borde externo de la rodilla se instala por lo general 20 minutos después de empezar a correr. Hace tanto daño que estás obligado a dejar de correr y luego desaparece al día siguiente y vuelve a aparecer cuando vuelves a correr… Ese problema específico de los corredores se debe al frotamiento del ligamento iliotibial. El síndrome del limpiaparabrisas también se llama «rodilla de corredor», y resulta de un entrenamiento demasiado importante en frecuencia o en distancia, en subida o en bajada o incluso por la utilización de zapatillas muy usadas… Para evitarlo, no corras demasiado en superficies susceptibles de agravar la lesión: superficies duras, caminos abombados o curvas de las pistas de atletismo… Relaja bien después de la carrera y haz refuerzo muscular. Finalmente, afloja un poco: reduce tus entrenamiento de 2 a 3 días para reposar tus articulaciones y ponte una bolsa de hielo sobre la zona dolorosa en cuanto termines.
Para curar esta lesión: el médico del deporte la trata con mesoterapia e inyecciones antiinflamatorias; el fisioterapeuta propone sesiones de estiramientos y musculación; el podólogo realiza una evaluación y puede prescribir plantillas correctoras para correr sin dolor.

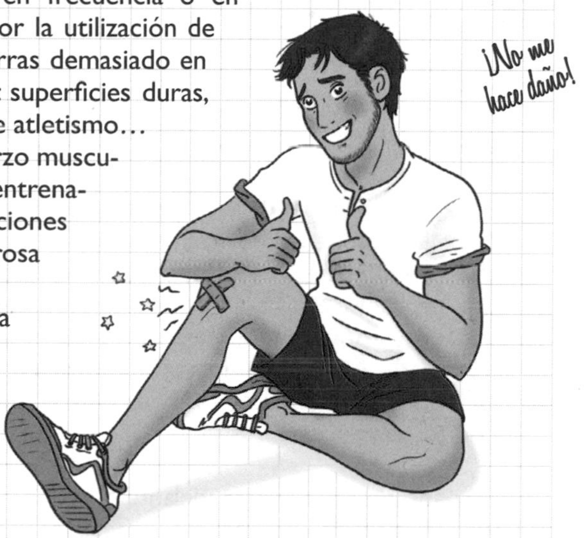

El esguince

Frecuente en los corredores, el esguince del tobillo no debe descuidarse. Se trata de una lesión ligamentosa que aparece a causa de una caída o de un movimiento de torsión exagerado. Existen diferentes grados de esguince: la simple torcedura, que «se cura» en principio en menos de una semana. El esguince de gravedad media (ruptura de algunas fibras) el más frecuente, que se traduce por una hinchazón, una rojez y un calor, y se trata con una tablilla. El esguince grave (desgarro de los ligamentos) que se advierte por una hinchazón rápida y una coloración violácea de la zona y se trata con inmovilización con yeso durante aproximadamente 3 semanas o por cirugía. En los dos últimos casos, hay que prever de 4 a 6 semanas de reeducación con un fisioterapeuta para recuperar la fuerza muscular y amplitud de movimientos.
Después de la lesión puedes aplicar bolsas de frío en la zona lastimada. No recomiences el deporte aun si no te duele: agravarías más el esguince.
Para prevenirlo, no olvides el calentamiento, ni las sesiones de refuerzo muscular, ni el trabajo de equilibrio de los tobillos (es decir apoyarte en un pie solamente).

¿Eres la reina de las lesiones?

Hay muchos males que acechan a los corredores de a pie. ¿Los conoces? Coge un lápiz y reúne cada lesión con su definición.

1. Síndrome de la rótula
2. Aponeurosis o fascitis plantar
3. Periostitis tibial
4. Bursitis
5. Fractura de cansancio
6. Falsa ciática

(A) La exposición repetida a las superficies duras pueden conducir a esta lesión, que se caracteriza por un dolor en el tercio inferior de las dos piernas. Más vale evitarla porque el dolor se volverá más intenso y esta herida puede alcanzar una fractura de cansancio. Para prevenirla, usa zapatillas adecuadas, no cambies radicalmente de superficie y de intensidad de trabajo, refuerza los músculos de las pantorrillas y aumenta progresivamente la intensidad de tus entrenamientos.

(B) Este dolor en la parte delantera de la rodilla molesta particularmente en los descensos. Es un problema corriente entre las mujeres que tienen las rodillas en X: de repente, la rótula se engancha durante la carrera, frota un poco sobre el cartílago, que se irrita, se hunde y hace daño. Para evitar que este dolor se instale y se dañe el cartílago, efectúa sesiones de refuerzo muscular del muslo durante 6 a 8 semanas con un fisioterapeuta y disminuye la intensidad de la carrera durante 10 días.

(C) Este dolor, frecuente entre los corredores, se sitúa a nivel del talón o del arco plantar. Está causado por una aponeurosis, un gran elástico fibroso que va desde el talón a la base de los dedos del pie. Se debe a microtraumatismos que suceden por las carreras repetidas y/o un aumento de peso importante. Trata el problema de inmediato para evitar que problemas más graves del tendón de Aquiles, perturben la pantorrilla y la rodilla.

(D) El dolor aparece en las nalgas cuando se corre y, a lo largo de los kilómetros, baja a la pierna. No se debe a una hernia discal sino a un pequeño músculo de la nalga, el piramidal, que comprime el nervio ciático.

(E) Aparece espontáneamente en los corredores con ocasión de esfuerzos repetidos y prolongados y puede alcanzar la tibia, el dedo gordo del pie o el talón… No se puede ver en la radiografía pero engendra un dolor vivo durante el esfuerzo y cuando se palpa.

(F) En caso de fricciones y choques repetidos, la bolsa, llena de líquido sinovial que protege las articulaciones y garantiza su deslizamiento, puede hincharse. El problema es que por lo general es indoloro.

Respuestas: 1 : (B) ; 2 : (C) ; 3 : (A) ; 4 : (F) ; 5 : (E) ; 6 : (D).

6 reglas de oro para preservar mi salud

1. **Trato de dormir suficientemente,** para evitar agotamiento y lesiones.
2. **Evito las actividades intensas** si la temperatura exterior no se sitúa entre –5 °C y + 30 °C.
3. **Aflojo en el** momento de las reglas y en caso de embarazo.
4. **Nunca fumo una hora antes ni 2 horas después de mi práctica deportiva.** Aumenta el riesgo de espamo coronario y, por consiguiente, el de infarto.
5. **Señalo a mi médico cualquier malestar, cualquier dolor** en el pecho, palpitaciones o ahogos que aparecen durante el esfuerzo.
6. **No hago deporte si tengo fiebre** para evitar los riesgos de endocarditis (inflamación viral de la membrana del corazón, que se acompaña con vómitos, diarreas, dolor de cabeza…).

Los diez mandamientos de la perfecta corredora

1. No correré solamente sobre el asfalto

Los suelos «tiernos» (senderos, césped, bosque...) son preferibles a los suelos duros (asfalto) para el confort de las articulaciones y de los pies. Sin embargo, la arena, demasiado blanda, puede plantear problemas como los esguinces... De todas maneras trata de cambiar sin cesar la superficie, porque de lo contrario te expondrías a las lesiones.

2. Invertiré en verdaderas zapatillas de carrera

Deja de lado las viejas zapatillas o las bambas de tela, y elige zapatillas adaptadas a la carrera a pie, zapatillas de running. Se impone este equipamiento y no debes ahorrar en calidad, a riesgo de lastimarte o sufrir. Para equiparte, hazte aconsejar por un responsable y prueba varios modelos. El vendedor (o el podólogo de deporte) sabrá recomendarte las zapatillas adecuadas a tu pie, al terreno sobre el que corres (asfalto, senderos, pista...) y al uso que le darás (entrenamiento o carrera) o aun la frecuencia de tus salidas.

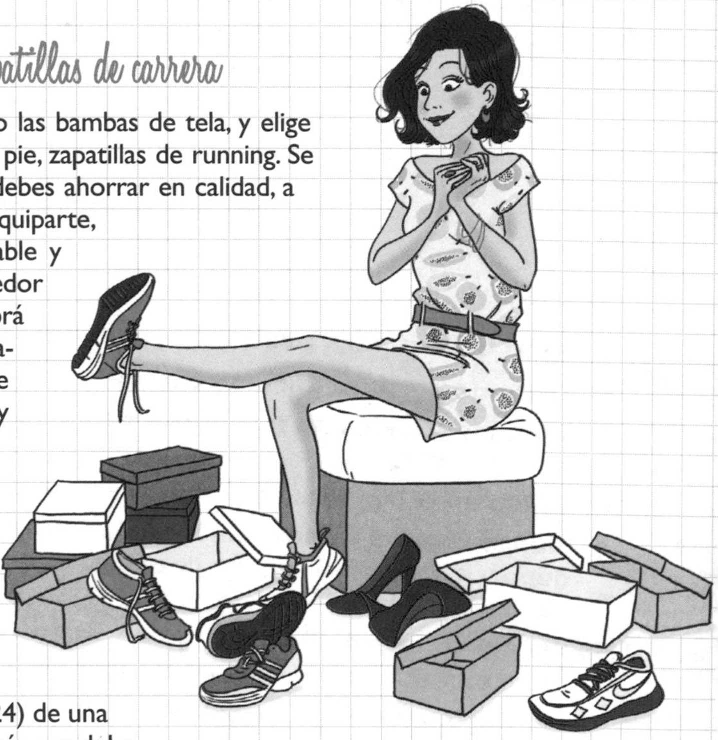

3. Calentaré siempre

El calentamiento (ver págs. 23 y 24) de una duración de 5 a 15 minutos, o más, no debe eludirse sobre todo antes de una carrera o una sesión intensiva. Esta práctica pone progresivamente todo tu cuerpo en acción y limita los riesgos de lesiones. Empieza por un jogging lento durante 20 minutos y luego realiza algunas aceleraciones. Ya verás qué pronto te resulta fácil...

4. Respetaré los días de reposo

¿Has notado que cuanto más corres tienes más ganas de correr? Resultado: te entrenas demasiado y tu cuerpo te lo hace pagar. El exceso de entrenamiento es el peor enemigo de la corredora. No descuides los días de descanso. Afloja la tensión, haz una o dos sesiones para relajarte un poco. Una velada entre amigos, una cena con tu parejita o una sesión de cine no te impedirán llegar a la media maratón. A buen entendedor...

5. Levantaré la cabeza (sobre todo al cruzar las calles)

No mires tus pies cuando corres: esto te ahorrará mucho dolor en los hombros y la nuca después de la carrera. La buena postura: mira recto delante de ti, al horizonte, enderezando el busto y bajando los hombros.

6. Beberé regularmente

Tienes que beber antes, durante y después del esfuerzo porque pierdes mucha agua al correr y podrías deshidratarte. Bebe al menos 1 litro por hora de actividad deportiva además del litro y medio preconizado habitualmente, incluso en invierno, cuando la sensación de la sed no es tan palpable.

7. Evitaré correr con la música a tope

Correr con la música preferida es embriagador y motivante, pero no tienes que hacerlo en detrimento de la seguridad: baja el volumen para escuchar los coches que pasan, los ciclistas que te superan o el perro que ha escapado a su dueño.

8. Correré sobre una carretera en sentido inverso a los coches

Corre en el sentido inverso al tráfico para ver claramente los coches que llegan, esto te permitirá ponerte a un lado rápidamente en caso de peligro. ¡Es una buena costumbre, te lo aseguro!

9. Evitaré correr en zonas solitarias

Correr por la noche puede ser útil en periodo invernal, pero esta práctica es peligrosa. Para reducir los riesgos de accidentes, hazte bien visible multiplicando los accesorios luminosos: chaleco reflectante y/o ropa fluorescente, luz frontal o «abdominal» con doble juego... Y por la noche, aún más que durante el día, evita las zonas desiertas. Idealmente, mantente en zonas bien frecuentadas e iluminadas.

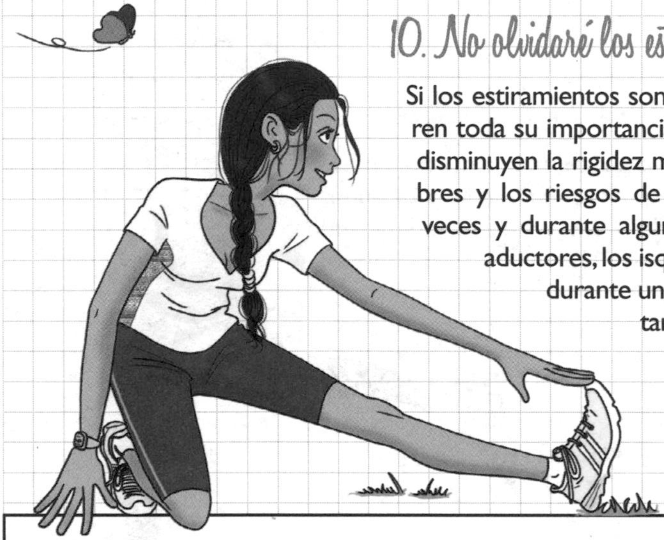

10. No olvidaré los estiramientos después de la carrera

Si los estiramientos son inútiles antes de una sesión, adquieren toda su importancia después: ayudan a recuperar mejor, disminuyen la rigidez muscular, las contracciones, los calambres y los riesgos de lesiones. Consiste en estirar, varias veces y durante algunos segundos, los abductores y los aductores, los isquios, los cuádriceps, las pantorrillas... durante unos 10 minutos. Los estiramientos son tanto más necesarios si corres mucho. No te descuides aunque los dejes para un día de reposo.

Testimonio de corredora

«No puedo correr sin compañía. Tenía ganas de volver al deporte pero al mismo tiempo deseaba encontrar a otras personas. Había elegido la carrera a pie porque ese deporte me permite unir forma y relaciones. Otra motivación: el aspecto económico, porque esta actividad necesita poca inversión al comienzo. Me inscribí en un club de atletismo para pertenecer a un grupo y comprometerme a fondo en esta actividad. Cuando las agujetas de las primeras sesiones habían pasado, comencé a sentir placer y progresé rápidamente. Me di cuenta de que correr es bueno para el ánimo, y que el placer que obtengo me hace olvidar los dolores del esfuerzo. Hoy, no puedo correr sin compañía y me lanzo a fondo en trayectos cortos para no traumatizar mi cuerpo. Esas carreras también me permiten comprender qué hermosa es la naturaleza.» **Sonia, 32 años, Burdeos**

Capítulo 7

Hay que prepararse para una gran carrera

¿Cómo hacer bien una primera carrera?

A veces es difícil motivarse para correr. El hecho de tener un objetivo (una verdadera carrera) ¡permite mantener el ritmo y el desafío! Hay muchas carreras, entre los 6 km de La Parisienne en septiembre, los 5 o 10 km de la Odyssea en una decena de ciudades en octubre y todo tipo de carreras a lo largo de todo el año...

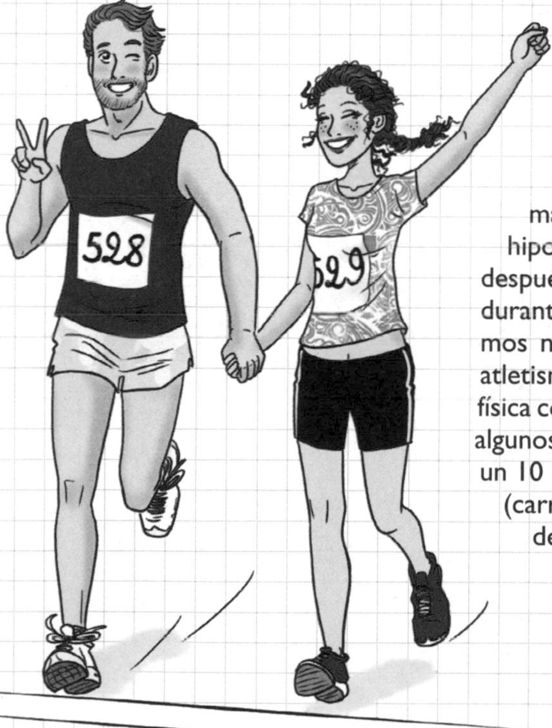

¿Te han dado ganas de inscribirte en una competición, sola o con una amiga, pero te da miedo cuando se acerca el día D? ¿Te preguntas cómo entrenarte bien para una carrera de 10 km, una «media» o un maratón, y no lastimarte? ¿Qué comer la víspera y la mañana de la carrera sin correr el riesgo de una hipoglicemia o una indigestión? ¿Cómo recuperar después de la competición para no sufrir luego durante 3 semanas? ¡No te asustes! Te proporcionamos nuestros trucos y los de la «flor y nata» del atletismo francés en materia de preparación, tanto física como mental o nutricional. Encontrarás también algunos planes de entrenamiento para preparar bien un 10 km, una media maratón, un maratón o un trail (carrera en montaña) y consejos para recuperar después de la competición. Así pondrás todas las posibilidades de tu parte el día D, volverás a tu casa con una medalla al cuello y tendrás ganas de volver a participar en una carrera

¿Qué carrera elegir?

Las carreras de 5 a 10 km: para las debutantes

- **¿Qué es?** Carreras de 5, 7 o 10 km sobre asfalto, organizadas en ciudades o en pueblos.
- **¿Para quién?** Para las debutantes, o bien corredoras experimentadas que quieren medirse en un 10 km.
- **Las ventajas:** estas cortas distancias son accesibles para todos.
- **Los inconvenientes:** el asfalto puede ser traumático para las articulaciones, y la frecuentación en esas carreras pueden desalentar.
- **Trucos para conseguirlo:** corre regularmente (si es posible 45 minutos tres veces por semana) y hazlo progresivamente. Mira nuestro plan de entrenamiento (pág. 72).

Carreras de la mujer en España:

- http://www.carreradelamujer.com/valencia
- http://www.carreradelamujer.com/barcelona
- http://www.carreradelamujer.com/gijon

Encuentra todas las informaciones

- http://www.carreradelamujer.com/

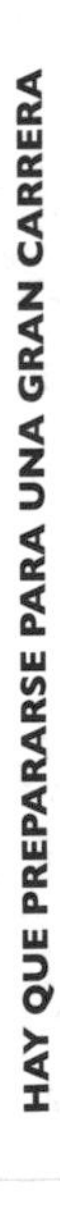

Los 20 km y la media maratón: para las corredoras motivadas

- **¿Qué es?** Una competición de carrera a pie en ruta, en una distancia de 20 km aproximadamente, ¡lo que representa la mitad de un maratón!
- **¿Para quién?** Las deportistas aficionadas experimentadas que adoran los desafíos.
- **Las ventajas:** La «media» no requiere la seria preparación de un maratón. La fatiga muscular es menor con relación a una carrera más larga.
- **Los inconvenientes:** la distancia necesita un pequeño entrenamiento.
- **Trucos para conseguirlo:** entrénate tres o cuatro veces por semana haciendo una sesión de fraccionado y una salida larga (de 2 horas o de 15 a 20 km).

Las medias maratones míticas:
Encuentra todas las informaciones en http://www.vamosacorrer.com/carreras/populares/media-maratones/

La maratón: para las corredoras bien preparadas

- **¿Qué es?** Una carrera a pie de 42,195 km, generalmente sobre ruta.
- **¿Para quién?** Las corredoras experimentadas a las que les gustan los desafíos.
- **Las ventajas:** mientras te preparas ¡te afinas! Y además las maratones permiten conocer países: Nueva York, Londres, Berlín, Roma, París…
- **Los inconvenientes:** este tipo de carrera tiene la reputación de ser traumática para las articulaciones y arriesgada para las personas frágiles del corazón. Necesita una seria y larga preparación, tanto a nivel de entrenamiento como desde un punto de vista nutricional.
- **Trucos para conseguirlo:** entrénate mucho antes, al menos cuatro veces por semana, con sesiones de fraccionados y salidas largas que integren cambios de velocidad. Para evitar el famoso «muro de maratón» del kilómetro 30, que corresponde al agotamiento del stock de glicógeno (debes pensar en alimentarte durante la carrera: gel de esfuerzo, barras de cereales, bebidas isotónicas…).

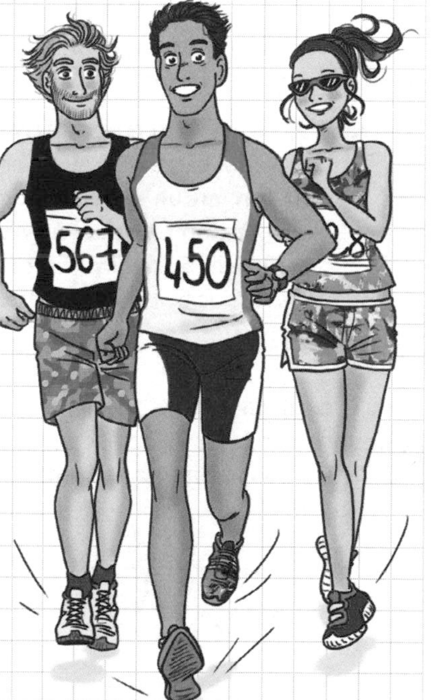

Las maratones míticas:

- **Maratón de Roma:** en marzo, información en maratonadiroma.it
- **Maratón de París:** en abril, información schneiderelectricparismarathon.com
- **Maratón de Burdeos:** en abril, información en marathondebordeauxmetropole.com
- **Maratón de Barcelona:** información en http://www.zurichmaratobarcelona.es/
- **Maratón de Madrid:** información en http://www.runrocknroll.com/madrid/fr/register/
- **Maratón de Berlín:** septiembre, información en bmw.berlin-marathon.com
- **Maratón de Nueva York:** noviembre, información en tcsnycmarathon.org

El trail: para las grandes deportistas

→ **¿Qué es?** Se trata de una carrera «naturaleza» en todo tipo de terrenos (montaña, playa, meseta, senderos, desierto...) de preferencia accidentado, con subidas y bajadas.

→ **¿Para quién?** Las enamoradas de la naturaleza y los desniveles.

→ **Las ventajas:** como tiene muchos desniveles, el trail refuerza los muslos, las nalgas y los abdominales, mejora el equilibrio y aumenta las capacidades cardiacas y pulmonares en razón de los esfuerzos fraccionados que engendra. Además, se atraviesan magníficos paisajes.

→ **Los inconvenientes:** este deporte exigente no está al alcance de todos, al menos si la carrera es larga y presenta desniveles importantes (tanto en subida como en bajada) a lo largo de un recorrido técnico (paisajes empedrados, con nieve, hielo, caminos en altitud...).

→ **Trucos para conseguirlo:** comienza con una carrera al aire libre de menos de 10 km, en un terreno poco accidentado, dosificando tu esfuerzo y si es demasiado complicado, ¡camina! El trail necesita zapatillas específicas, reforzadas, impermeables y con muescas.

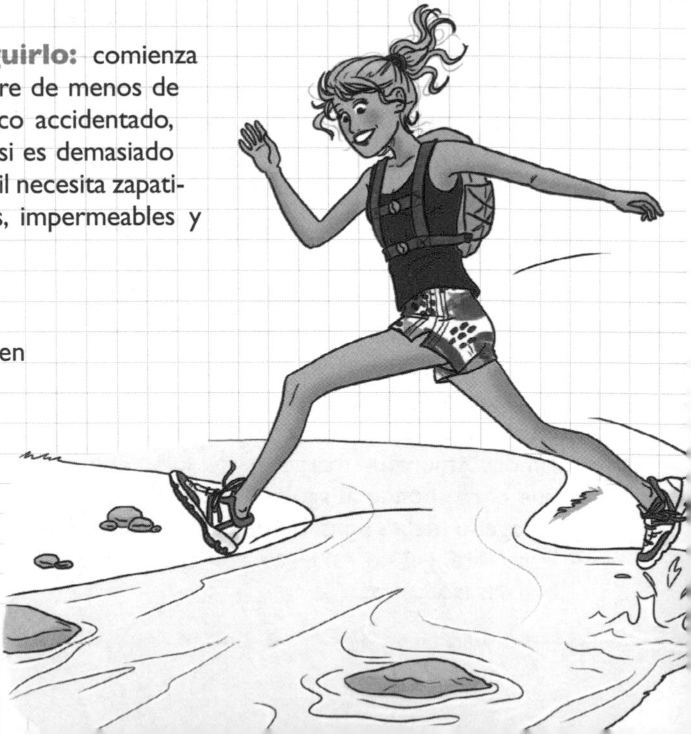

Los trails míticos:

Descubre todas las informaciones en http://carreraspormontana.com/

La carrera de orientación: para las aventureras

- **¿Qué es?** Mapa y brújula en mano, realizarás lo más rápidamente posible un recorrido con un paso por balizas en un orden impuesto.
- **¿Para quién?** Las que se complacen en pensar además de correr.
- **Las ventajas:** la cabeza trabaja tanto como las piernas. Esta práctica mejora la capacidad de concentración, reflexión y memorización y, físicamente, se aprende a ser rápida y resistente.
- **Los inconvenientes:** no siempre es fácil orientarse y tomar decisiones con rapidez.
- **Trucos para conseguirlo:** existen en Francia (y en otros muchos países) circuitos de orientación, accesibles en permanencia. Te permitirán entrenarte.

Las carreras de orientación míticas: Para informarte: https://runedia.mundodeportivo.com/calendario-carreras/orientacion

Los triatlones: para las casi profesionales

- **¿Qué es?** Esta disciplina deportiva está constituida por tres pruebas de resistencia encadenadas: la natación (en aguas libres, muy raramente en piscina), el ciclismo y la carrera a pie.
- **¿Para quién?** Las deportistas consumadas que tienen tiempo para entrenarse en estos tres deportes, un poco de dinero para invertir en material (una buena bicicleta, una combinación de natación…). En fin, tiene que gustarte el aspecto complementario de esas actividades deportivas y buscar la superación de sí misma.
- **Las ventajas:** es una carrera completa que desarrolla armoniosamente la musculatura y estimula la salud cardiovascular.
- **Los inconvenientes:** para progresar en esta disciplina, más que en el running, son esenciales la asiduidad y la perseverancia. Se necesita una larga preparación.
- **Trucos para conseguirlo:** para tu primera carrera, apuesta por las competiciones «descubrimiento» con cortas distancias accesibles y una condición física correcta. En cuanto al entrenamiento, rentabiliza tus más mínimos desplazamientos: ir al trabajo en bici, buscar el pan a la carrera y fíjate una sesión semanal de natación. Puedes también ejercitarte con el run & bike, con un compañero.

Los triatlones míticos: busca información en http://g-se.com/es/entrenamiento-en-triatlon/blog/el-multideporte-el-triatlon-y-las-nuevas-modalidades-el-aquabike

Mud run (carreras de obstáculos): para las más temerarias

¿Qué es? Se trata de carreras de obstáculos, Spartan Race, Mud Runs, Frappadingue, Somad, Madwoman... Se desarrollan en general en el barro y con un espíritu loco: para algunas carreras, las participantes están disfrazadas con las ropas más absurdas posibles (esquiadores, monjas, pitufos, hombres prehistóricos, superhéroes...). Hay que correr, trepar e incluso... nadar.

¿Para quién? Guerreras en plan de aventuras o corredoras en busca del espíritu festivo, un poco loco, buen ambiente y juerga en grupo... También las que quieren divertirse más que hacer un buen tiempo...

Las ventajas: ¡no hay peligro de aburrirse!

Los inconvenientes: a menudo son carreras caras, y te puedes marchar con algunas lastimaduras, o incluso heridas...

Trucos para conseguirlo: monta un equipo para participar, busca disfraces que sean prácticos (no es fácil correr con esquís en los pies), entrénate regularmente con otros miembros del equipo en operaciones «comando» (recorridos en bosque, si es posible en el barro).

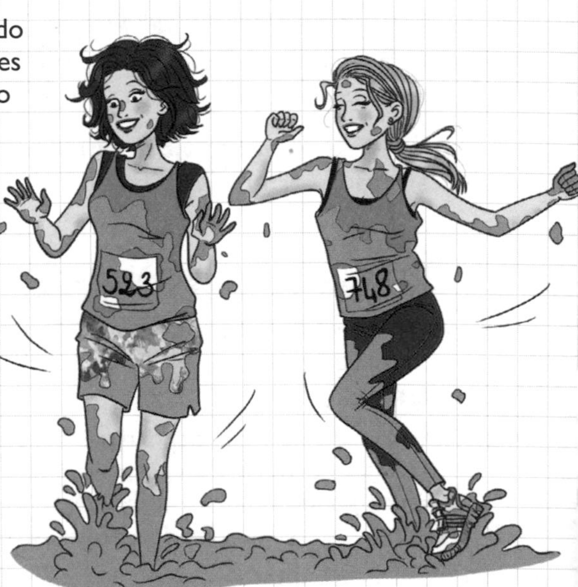

Las mud run míticas:

- **La Frappadingue:** informaciones en www.frappadingue.net
- **La Spartan Race:** http://www.fr-fr.spartanrace.com

O para más información

- http://carreradeobstaculos.com/tipos-de-carreras-de-obstaculos/mud-runs/

Otras carreras lúdicas:

- **La Color Run en París y Marsella:** información en www.thecolorrun.fr
- **We Own The Night** (un 10 km reservado a las mujeres organizado por Nike en París, Londres, Amsterdam, Berlín, Milán...) http://www.cosmopolitan.fr/,we-own-the-night-la-course-100-feminine-organisee-par-nike,2510883,1872875.asp

¿Cómo participar en una gran carrera?

Me inscribo

Hay que hacerlo mucho antes para estar seguro de conseguir un número de dorsal. La inscripción necesita un certificado médico o una licencia de «atleta de competición» de las federaciones de corredores. Después de los 40 años, se impone un examen cardiológico. En cuanto a las tarifas, suelen ser de 10 euros los 10 km hasta unos 70 euros para participar en una maratón. Y cuanto más pronto te inscribas menos te costará.

El dorsal o el chip

Busca el número de registro o dorsal para añadir a tu camiseta la víspera de la carrera: en general, hay menos gente y te quedarás tranquila. El número debe pegarse a la parte delantera de la camiseta y no detrás, con ayuda de imperdibles. Algunas carreras entregan un chip electrónico que puedes enganchar en la zapatilla para un cronometraje oficial: se activa en el paso de la salida y de la meta.

Preparo mi bolsa la víspera

Para estar segura de no olvidar nada, prepara la víspera todo lo necesario para la carrera: la ropa, el número y los imperdibles, una botella de agua, barras de cereales, gel y bebidas energéticas, un mapa de acceso, tiritas, un pañuelo, un teléfono móvil…

También puedes llevar una bolsa de basura como chaleco para no coger frío y tirarla en cuanto comiences a correr.

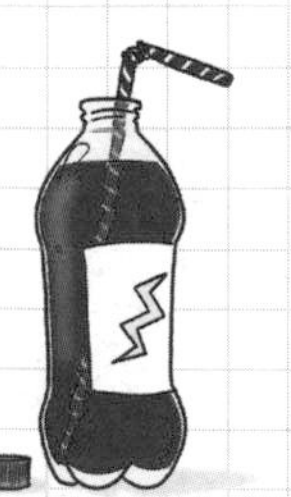

¿Cómo gestionar las pausas pipi antes y durante la carrera?

Sobre todo no dejes de beber tres horas antes de la carrera para no tener un deseo terrible en el momento de la salida. Sigue hidratándote correctamente y tranquilízate. Cada vez más, en la salida de una carrera hay lavabos provisorios, ciertamente llenos de gente pero accesibles. Si no, entra en un bar o en un hotel, que disponen a menudo de lavabos en su hall de entrada, mostrando tu mejor sonrisa. Otra opción: los lavabos públicos de los parkings, o detrás de un arbusto con una compañera de carrera que vigile las llegadas inoportunas. Durante la carrera, el deseo es menos frecuente porque se transpira mucho…

4 planes de entrenamientos de 4 a 8 semanas

He aquí cuatro planes de entrenamiento para triunfar el día D. Se desarrollan a lo largo de varias semanas y se componen de diferentes elementos que evolucionan con el tiempo: velocidad, duración de las sesiones, frecuencia de entrenamiento y de tiempos de recuperación. No los descuides: has firmado un contrato contigo misma así que intenta llegar al final de esta preparación que culminará con la carrera.

Para un 10 km

semana	Lunes o martes	Miércoles o jueves	Sábado o domingo
1	30 minutos de footing a velocidad moderada con facilidad de respiración (a 60-65% de VAM o 70-75% de FCM (ver pág. 75) + 20 minutos de PFG (ejercicios de musculación, flexiones, abdominales, ver pág 27-29) + (optativo) 5 a 10 minutos de recuperación en footing ligero + 5 a 10 minutos de estiramientos	20 minutos de footing a velocidad moderada + 2 series de 6 veces 30 s de footing rápido y 30 s de footing lento (con 3 minutos de recuperación después de cada serie) + 5 a 10 minutos de recuperación en footing ligero + 5 a 10 minutos de estiramientos	20 minutos de velocidad moder + algunos ejercicios educativos + 4 veces 1.000 metros a velocidad carrera (a 85-90% de VAM o 90-1 de FCM (ver pág. 75) con un tien de recuperación después de cada (la mitad del tiempo al trote) + 10 minutos de retorno a la calr + 10 a 15 minutos de estiramient
2	El mismo entrenamiento que la semana 1	20 minutos de footing a velocidad moderada + 2 series de 5 veces 1 minuto de footing rápido y 1 minuto de footing lento (con 3 minutos de recuperación entre cada serie) + 5 a 10 minutos de recuperación en footing ligero + 5 a 10 minutos de estiramientos	1 hora y 10 minutos a 1 hora y m de footing a velocidad bastante rá (a 70-75 % de VAM u 80-85 de F (ver página 75) + 5 a10 minutos de estiramient
3	El mismo entrenamiento que la semana 1 o 2	20 minutos de footing a velocidad moderada + 2 series de 8 veces 30 segundos de footing rápido y 30 segundos de footing lento (con 3 minutos de recuperación después de cada serie) + 5 a 10 minutos de recuperación en footing ligero + 5 a 10 minutos de estiramientos	El mismo entrenamiento que semana 1 o 2
4 Hasta el día de la carrera	20 minutos de footing + 5 veces 100 metros de footing rápido + 5 minutos de recuperación + 5 minutos de estiramientos	20 minutos de footing + 5 veces 100 metros de footing rápido + 5 minutos de recuperación + 5 minutos de estiramientos	¡Ha llegado el día de la gran car No olvides los 3 días de recuper después de la carrera: reposo completo o footing corto o prá de otro deporte (bicicleta o nata

Para una media maratón

La media maratón es accesible para muchos de nosotros, a condición de entrenarse tres veces por semana, 2 meses antes de la prueba. He aquí el plan de entrenamiento para el último mes, que también puede usarse para el mes que precede. Y no olvides: para tener energía el día D, aumenta tu ración de glúcidos 3 días antes de la prueba.

Semana	Día 1	Día 2	Día 3
1	Un footing de 25 minutos a velocidad moderada y con comodidad respiratoria + 2 series de 8 veces 200 m de footing a velocidad rápida (a 100-105 de VAM (ver pág. 75), recuperación en 100 metros (50 a 60% VAM) y 4 minutos de trote después de cada serie + 10 minutos de recuperación en footing ligero + 5 a 10 minutos de estiramientos	30 minutos de footing moderado + 20 minutos de PFG (musculación, flexiones, abdominales... ver págs 27-29) + 5 a 10 minutos de recuperación footing ligero + 5 a 10 minutos de estiramientos	Una salida larga de 1 h y 10 minutos a velocidad bastante rápida (a 75% de VAM u 80-85% de FCM)
2	Un footing de 25 minutos a velocidad moderada + 2 series de 6 veces 300 m de footing rápido (100% de VAM) recuperación en 100 m (a 50% de VAM) y 4 minutos de trote entre las dos series + 10 minutos de recuperación en footing ligero + 5 a 10 minutos de estiramientos	30 minutos de footing a velocidad moderada + 20 minutos de PFG (musculación, flexiones, abdominales...) + 5 a 10 minutos de recuperación en footing ligero + 5 a 10 minutos de estiramientos	Una salida larga de 1 hora y 20 minutos a velocidad bastante rápida (a 75% de VAM u 80-85% de FCM)
3	El mismo entrenamiento que la semana 1	30 minutos de footing a velocidad moderada + 20 minutos de PFG (musculación, flexiones y abdominales...) + 5 a 10 minutos de recuperación en footing ligero + 5 a 10 minutos de estiramientos	Una salida larga de 1 h 30 de resistencia
4 (semana de la carrera)	Un footing de 20 minutos a velocidad moderada + 2 serie de 6 veces 30 segundos de footing rápido y 30 segundos de footing lento (con 3 minutos de recuperación después de cada sesión) + 10 minutos de footing ligero + 5 a 10 minutos de estiramientos	20 minutos de footing a velocidad moderada + 5 veces 100 m a velocidad rápida (100% de VAM) + 5 a 10 minutos de recuperación en footing ligero + 5 a 10 minutos de estiramientos	¡Ha llegado el día de tu media maratón! No olvides los 5 días de recuperación después de la carrera: reposo completo o footing corto o práctica de otro deporte: ciclismo o natación.

Para un maratón

Correr un maratón no se improvisa: representa 4 o 5 horas de esfuerzo ininterrumpido. Por eso, deberás entrenar mucho tiempo para soportar esta duración. ¿El secreto? Ganar más fuerza. Aumentar tu entrenamiento, pero también tu velocidad, practicando el fraccionado. Con tres o cuatro sesiones por semana, salidas largas, fraccionadas, una dietética apropiada, una mentalidad de acero, dormir bien y un equipamiento adaptado, tu sueño podrá convertirse en realidad. Un maratón se prepara 10 o 12 semanas antes de la carrera. He aquí un plan de entrenamiento para las 4 últimas semanas.

Semana	Sesión 1	Sesión 2	Sesión 3	Sesión 4
1	1 h de footing a velocidad moderada (con 20 min de carrera tranquila) + 10 minutos de trote + 10 minutos de estiramientos	20 minutos de footing a velocidad moderada + ejercicios educativos + 2 series de 10 veces 200 m (a 100% de VAM), recuperación en 100 m (a 50 a 60% de VAM), con 4 minutos de recuperación después de cada serie	45 minutos de footing a velocidad moderada + 20 minutos de PFG (musculación, abdominales...) + 10 minutos de trote + 10 minutos de estiramientos	Salida larga de 1h 30 (el primer mes) a 2 h 15 (el tercer y último mes) por ejemplo, 2 horas a velocidad rápida (a 70-75% de VAM) y 2 veces 15 minutos a velocidad maratón (con 2 minutos de recuperación después de cada serie) + 10 minutos de estiramientos
2	1 h de footing a velocidad moderada (entre ellos 20 minutos a velocidad tranquila) + 10 minutos de trote + 10 minutos de estiramientos	20 minutos de footing a velocidad moderada + ejercicios educativos + 2 series de 6 veces 400 m a velocidad muy rápida (95% de VAM) con 4 minutos de recuperación en 120 m (a 50% de VAM) con 4 minutos de reposo después de cada serie + 10 minutos de trote + 10 minutos de estiramientos	45 minutos de footing a velocidad moderada + 20 minutos de PFG (musculación, abdominales...) + 10 minutos de trote + 10 minutos de estiramientos	Salida larga de 2 h 15 entre las cuales 2 veces 15 minutos a velocidad maratón (con 2 minutos de recuperación después de cada serie) + 10 minutos de estiramientos

Semana	Sesión 1	Sesión 2	Sesión 3	Sesión 4
3	1 h de footing a velocidad media (con 20 minutos de velocidad tranquila) + 10 minutos de trote + 10 minutos de estiramientos	20 minutos de footing a velocidad media + ejercicios educativos + 3 veces 2.000 metros a velocidad maratón (75-80% VAM es decir 85-90% FCM), recuperación con 2 minutos de trote + 3 veces 15 minutos a velocidad rápida + 10 minutos al trote + 10 minutos de estiramientos	45 minutos de footing a velocidad moderada + 20 minutos de PFG (musculación…) + 10 minutos al trote + 10 minutos de estiramientos	Salida larga de 1 h 15 a velocidad bastante rápida (70-75% de VAM) + 15 minutos a velocidad maratón (a 75-80% VAM) + 10 minutos de estiramientos
4 (semana de la carrera)	45 minutos de footing a velocidad media (con 20 minutos a velocidad tranquila) + 10 minutos de trote + 10 minutos de estiramientos	Un footing de 20 minutos a velocidad tranquila + 4 aceleraciones de 100 m + 10 minutos de recuperación + 5 a 10 minutos de estiramientos		Es el día de tu primera maratón, ¡felicitaciones! No olvides las 2 semanas de recuperación después de la carrera: reposo completo o footing corto o práctica de otro deporte (ciclismo o natación).

Para un trail (por la montaña)

Para preparar un trail corto o largo, entrénate al menos tres veces por semana y trabaja tu velocidad y tu cardio con fraccionados y fartlek (ver página 10). Sube cuestas y haz salidas más o menos largas al aire libre en terrenos accidentados. No descuides las fases de relajamiento, especialmente la semana de la carrera.

La VAM (velocidad máxima aeróbica) representa un poco la «potencia» de un corredor, sus cualidades cardiovasculares. Se determina con un test, en un club de atletismo o en la consulta de un cardiólogo, y corresponde a la velocidad de carrera alcanzada cuando el consumo de oxígeno es máximo.
La FCM, frecuencia cardiaca máxima, corresponde al número máximo de pulsaciones cardiacas por minuto. Para calcularla, basta contar el número de pulsaciones cardiacas en 15 segundos y multiplicar por cuatro el valor obtenido (para obtener el valor de un minuto). Un pulsómetro lo hace automáticamente. La FCM disminuye con la edad.
A velocidad VAM, la FCM se alcanza normalmente. Esos dos valores permiten determinar principalmente las velocidades deseables en el entrenamiento.
He aquí la VAM y FCM equivalentes de cada velocidad:
– la velocidad moderada con comodidad respiratoria, 60-65% de VAM o 70-75% de FCM aproximadamente;
– a velocidad bastante rápida, 70-75% de VAM o 70-85% de FCM aproximadamente;
– a velocidad de carrera, para un 10 km, 85-90% de VAM o 90-100% de FCM aproximadamente, para un maratón 75-80% de VAM o 85-90% FCM aproximadamente;
– a velocidad rápida (sprint) 100-105% de VAM es decir 100% de FCM.

Gestionar bien tu carrera

Prevé llegar al menos una hora antes de la carrera, y no olvides tu bolsa con las cosas indispensables que habrás preparado la víspera.
Antes de tomar la salida, calienta de 5 a 10 minutos para preparar mejor tu cuerpo, sobre todo si quieres hacer un tiempo respetable. Pero respetando tu ritmo: no salgas como un cohete, quizás pagarás el exceso poco después. Dosifica bien tu esfuerzo y mantenlo bajo la suela, sobre todo si corres una maratón. Si estás cansada, autorízate pausas de 1 minutos antes de seguir corriendo.

Después de la carrera...

Una buena hidratación

Corre a hidratarte al punto de abastecimiento y sigue la hidratación durante las siguientes horas, sobre todo si has corrido una maratón.

Estiramientos

Una vez terminada la carrera, haz 5 minutos de jogging y ligeros estiramientos para distender tus músculos. Estírate también por la noche y al día siguiente. Te ayudará a recuperar.

El máximo de azúcares lentos y proteínas

En cuanto a la alimentación, apuesta por los feculentos (pasta, arroz, patatas...) para restablecer el almacenamiento de glicógenos en tus músculos, y consume proteínas (pescado, carne, huevos...) para reparar las fibras musculares afectadas.

¡Y un buen baño caliente!

El baño caliente o la ducha escocesa en la que se alternan chorros de agua caliente y chorros de agua fría activan la circulación y descongestionan los músculos de las toxinas. ¡Te sentirás mucho mejor con unas piernas casi nuevas!

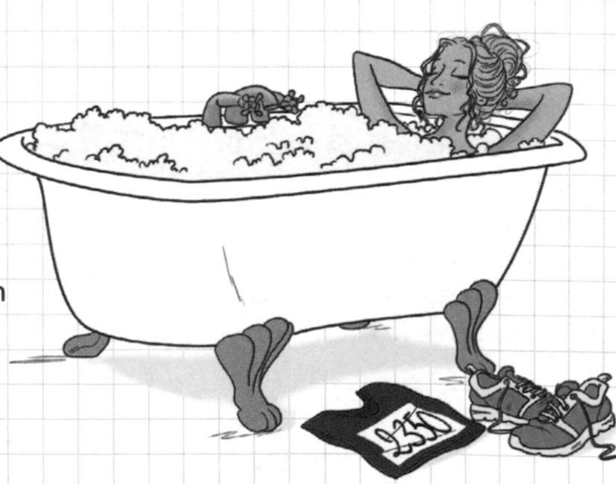

Evaluación. ¿Cómo mantener mi pasión por el running?

Al cabo de varios footing, incluso de algunas carreras, comienzas a tomarle el gusto al running. Pero a veces, por falta de tiempo o por el cansancio, tiendes a olvidar tu sesión. Y te da rabia… Tranquilízate, le pasa a todo el mundo, ¡incluso a las más convencidas! Sin embargo, no debes dejar que esa cita perdida se convierta en una costumbre. Para tener siempre ánimos que te lleven a correr, repítete estas frases como un mantra: «Lo más duro es ir, después te sientes mil veces mejor»; «Cuanta menos ganas tengo más necesidad tengo»; «Corriendo tendré un trasero maravilloso y unas piernas divinas»…

Por una vez, conságrate un poco de tiempo. Aunque te cueste algún esfuerzo el bienestar físico y mental que se desprende de una sesión de running vale la pena y te ayudará a progresar en tu vida de cada día. Muchas personas confiesan los beneficios de la carrera a pie luego de una adversidad penosa de sus vidas: enfermedad, separación… Después de todo, estamos hechos para correr, como explica el escritor y periodista Christopher McDougall en su best seller *Nacidos para correr* (ediciones Guérin, 2012), un libro que dan ganas de correr hasta perder el aliento y permite comprender que ¡el secreto de la felicidad podría encontrarse… en tus pies!

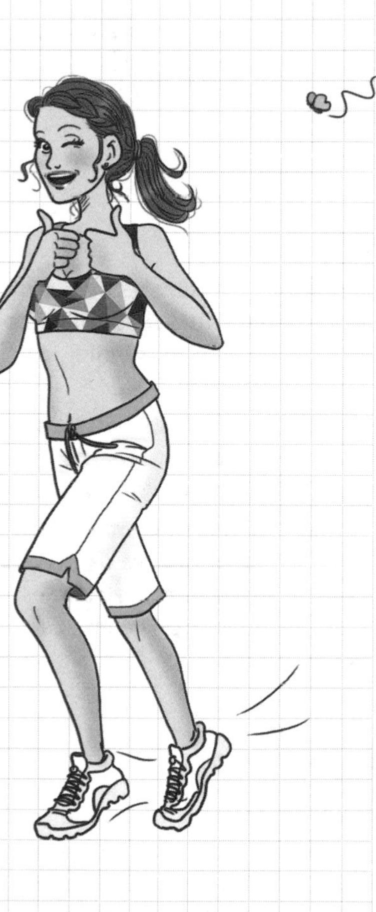

¿Me he convertido en adepta?

Desde el comienzo de la lectura de tu *Cuaderno Running* ¿has hecho progresos? ¿Te has fijado objetivos? Para saberlo, responde al cuestionario que sigue...

1. ¿A qué ritmo corres?
   .... veces por semana
   O.............. veces por mes.

2. ¿Corres con cualquier clima?
   - [ ] Sí
   - [ ] No
   - [ ] Solo cuando hace buen tiempo.

3. ¿Haces pausas de algunos días en tus carreras?
   - [ ] Sí
   - [ ] No

4. ¿Gastas tus ahorros en equipamiento profesional, en inscripciones a carreras y/o en revistas especializadas de running?
   - [ ] Sí
   - [ ] No

5. ¿Tienes un vestuario de competición (10 pares de zapatillas, una lámpara frontal, un chubasquero a la moda...)?
   - [ ] Sí
   - [ ] No

Resultados:

→ **Te entrenas menos de tres veces por semana y has respondido SÍ a todas las preguntas:** eres una adicta, ¡bravo! El running es ahora tu manía y sabes sacarle todas las ventajas.

→ **Si te entrenas dos veces por semana y has respondido NO a una u otra pregunta:** todavía tienes un margen de progresión. Sigue corriendo regularmente y relee nuestros consejos. ¡Estás cerca del objetivo!

→ **Si te entrenas una vez por semana (o nunca) y has respondido NO a la mayoría de las preguntas:** el hecho de correr no ha entrado en tus costumbres. Algunos rituales podrían provocarte una adicción, como encontrar la buena amiga con quien ir a correr, o prepararte una lista de música de infierno o equiparte como una profesional con zapatillas especiales para running...

Conclusión

Formas parte de los 8,5 millones de francesas que corren y no podemos más que felicitarlas. La carrera a pie permite ganar en esperanza de vida, en energía, en músculos, y forjarte una silueta de sílfide... ¡Vamos, es un deporte genial! Además, no tiene ceremonias, es fácil de practicar y poco costoso y... tranquiliza el espíritu. No tienes excusa para no ponerte a correr seriamente. Anda, esconde a la Bridget Jones que vive en ti, ponte las zapatillas y pasa a la moda «adepta al running». Pronto notarás la diferencia!

Agenda

http://www.mejoraresposible.com/convenios-del-club
http://comunidad.levante-emv.com/entrevista-chat/7619/deportistas/chat-con-la-atleta-raquel-landin/entrevista.html
http://trailrunning.es/barcelona/
http://cadenaser.com/ser/2016/12/07/ser_y_estar_bien/1481108718_045338.html
http://www.webconsultas.com/ejercicio-y-deporte/vida-activa/running/consejos-del-experto-2287
y muchas otras...

Bibliografía

- *Courir de plaisir*, Nathalie Lamoureux, Guérin, 2011.
- *Born to Run (Nacida para correr)*, Christopher McDougall, Guérin, 2012.
- *Le Dico du running*, Mathieu Le Maux, Flammarion, 2014.
- *Courir au féminin*, Cécile Bertin, Leduc's, 2009.
- *Le Guide du running*, Paula Radclife, Marabout, 2012.
- *Se nourir, marcher, courir vegan*, Matt Frazier, Hugo Sport, 2015.

Agradecimientos

Agradezco muy sinceramente

Jean-Louis Alliot, entrenador FFA en el club US Talance Athlétisme, por sus consejos expertos y su preciosa ayuda; a la Dra. Catherine Serfaty-Lacrosnière, médico nutricionista (y autora de *Secrets de l'alimentation anti-inflammatoire*, Albin Michel); Corinne Peirano, nutricionista-dietética, encargada de los cursos en el DU nutrición del deportista en la facultad de medicina Pierre-et-Marie Curie La Pitié Salpêtrière de París y corredora de fondo; Thibaut Benoît, fisioterapeuta y masajista y corredor de montaña: Dra. Catherine Ouziel-Duretz, ginecóloga y partera y miembro del Colegio nacional de ginecólogos y obstetras francés; Sr. Jean-Michel Serra, médico deportista del equipo de Francia de atletismo en la FFA; por sus trucos de profesional, los campeones Christine Arron, Muriel Hurtis, Stéphane Diagana, Marc Raquil y Leslie Djhone, que marcaron la historia del atletismo a nivel mundial y nos han hecho soñar; www.terrederunners que aceptaron contarme sus comienzos en la carrera a pie; a la revista *Vital* que me permitió especializarme en el terreno de la carrera a pie que adoro; Jean-Baptiste, mi compañero que desde hace 9 años me alienta a correr, aun cuando me falla la motivación y que se ocupa de nuestra progenitura cuando debía redactar; Anne-Joëlle, mi madre, profesora de francés, hoy jubilada, que aceptó releer mis textos y finalmente a Juliette Collonge y las ediciones Solar por la confianza que han demostrado.

Título original
Mon cahier Running

Primera edición: noviembre de 2017

www.terapiasverdes.com

Fotocomposición: Ediciones Urano, S.A.U.

Impresión: LIBERDÚPLEX, S.L.
Ctra. BV 2249 Km 7,4 – Polígono Industrial Torrentfondo – 08791 Sant Llorenç d'Hortons (Barcelona)

Depósito legal: B-24.033-2017

ISBN: 978-84-16972-21-0
E-ISBN: 978-84-16990-92-4